やせる、若返る、病気にならない
ちょい空腹がもたらすすごい力

医学博士
石原結實

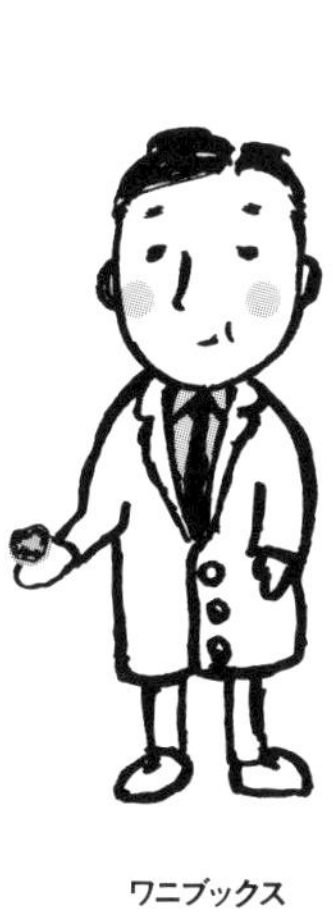

ワニブックス

【はじめに】〝ちょい空腹〟のススメ

巷《ちまた》では、ダイエット以外の健康本にも断食や空腹の時間の大事さを説く本が増えているそうです。それも日本だけでなく、海外のベストセラーの中にも断食の良さを勧めているものもあると聞きます。

少しづつですが、「断食」が市民権を得つつあるということでしょうか。

35年前に、私が断食や空腹の時間の大切さを説いた時と隔世の感があります。

その時は、「根拠がない」「危険だ」などと随分非難されたものです。

どんな病気の方も三食しっかり食べることが、病気を治す最も大事な条件だと思われていたからです。

今でも、風邪などの病気になったら、たとえ食欲がなくても、無理してでもしっかり食べなければと思っている人は多いでしょう。

しかし、これは残念ながら、あまり正しいとは言えません。

人間の体は実によくできていて、「食べたくない」と思う時は食べないほうが正解なのです。

本書で詳しく述べていきますが、それは本来の人間が持っている治癒《ちゆ》能力、いわば動物として本来持っている治癒能力に根ざした考えなのです。

また、人類の３００万年に及ぶ歴史は「空腹の歴史」といって差し支えないでしょう。

地震、山火事、洪水、干ばつなどの天変地異により食料がなかった時代のほうが圧倒的に長く、その中を人類は生き延びてきました。

なので、私たちの体は「空腹」の時に健康を維持する方法を熟知しているのです。

しかも、驚くべきことに、〝食べすぎない〟ということを心がけるだけで思わぬ効能が生まれます。

本書のタイトル『**やせる、若返る、病気にならない　ちょい空腹がもたらす　すごい力**』は、決して大げさなことを言っているわけではありません。

空腹の状態を維持するだけで、〝**やせる**〟のはもちろんのこと、排泄《はいせつ》などもスムーズになって代謝もよくなり、しかも血液までもきれいになります。

あらゆる面で体が〝**若返る**〟感覚を味わえるでしょう。

さらには、空腹の状態を維持することで毎日およそ5000個くらい発生しているとされるガン細胞をアポトーシス（apoptosis＝ガン細胞の自然死を促進）することで、**ガンを予防**することもできます。

また、糖尿病、高血圧、高脂血症《こうしけっしょう》、心筋梗塞《しんきんこうそく》、脳梗塞……など、世の中に蔓延《まんえん》しているさまざまな恐ろしい病気の予防に効果があるのです。

得られるメリットの多さに驚かれたのではないでしょうか。

ぜひ、本書を読んで、〝ちょい空腹〟がもたらす様々なメリットを享受してください。

令和元年　9月末日

石原結實

第三章 誰でもできる石原式断食法

第四章　より健康になるためのヒント

イラスト……瀬芹つくね

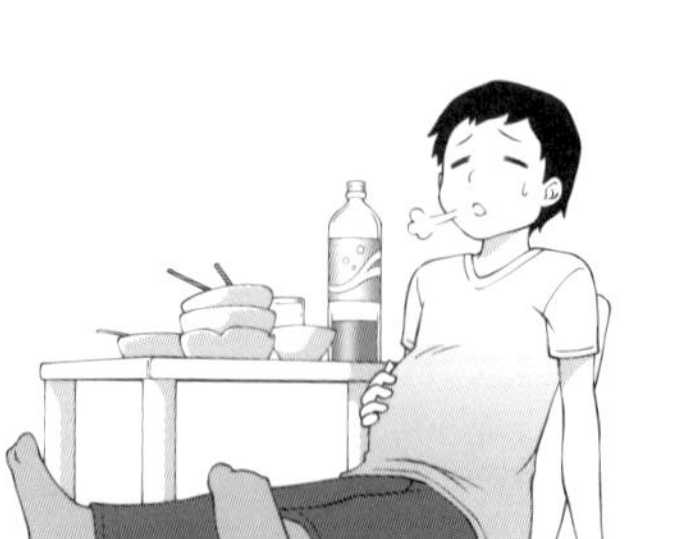

第一章

「食べすぎ」が身を滅ぼす

なぜ今、断食なのか

今、日本では**「食べすぎ病」**が蔓延《まんえん》しています。

「そんな病気、聞いたこともない！」と思われるかもしれませんが、それは世間が「食べすぎ病」の正体に気づいていないだけです。

糖尿病、高血圧、高脂血症《こうしけっしょう》、心筋梗塞《しんきんこうそく》、脳梗塞、ガン……世の中に蔓延している恐ろしい病気の正体が実は「食べすぎ病」なのです。

逆に言うと、ほとんどの病気は食べすぎなければ避けることができます。

本書で紹介したいのは、そんな**「食べすぎないための技術」**——もっと歴史のある言葉で言い換えるなら**「断食」**です。

「腹八分に病なし、腹十二分に医者足らず」

という日本の格言がありますが、これは真理です。

なんと6000年前のエジプトのピラミッドにも次のような墓碑銘があるといいます。

Man lives on 1/4 of what he eats, the other 3/4 lives on his doctor.

これは英訳されたものですが、直訳すると、

「人は食べる量の4分の1で生きている、残りの4分の2は医者が食べている」

つまり「食べすぎるから病気になり、それが医者の食い扶《ぶ》ちになっている」ということが皮肉っぽく表されているのです。

6000年も前から「食べすぎが病気を作る」ことが指摘されていたのに、医学が飛躍的に発達した今になっても

「1日3食食べないと健康に悪い」

とか、

「朝食抜きは健康に悪い」

とかいう健康論がまかり通っているのですから、あきれてしまいます。

それよりも医者が現代人に呼びかけるべきなのは、

「もっと食べる量を減らしなさい」

とか、

「朝食くらい抜いても平気です。むしろ今より健康になるからやってみなさい」

ということです。

しかし、残念ながら「食べすぎ病」人口に対して「食べすぎないための技術」を教えることができる医者が圧倒的に不足しているのが現状です。

まさに現代社会は「腹十二分に医者足らず」になっています。

また一方で、世間（医療関係者も含めて）には断食に対する誤解があります。身近な例でいえば「朝食抜き＝健康に悪い」などの誤解が広まってしまっています。

これではたとえ人から断食を勧められてもやってみようとは思わないでしょうし、断食を続けることも（これがなにより大切！）難しいでしょう。

なので、これからみなさんには、「食べすぎ病の恐ろしさ」や「断食のすごさ」について正しく理解してもらった上で「誰でも簡単にできる断食のやり方」をご紹介していきたいと思います。

「食べすぎ」が国や文明を滅ぼす!!

大げさに聞こえるかもしれませんが、古代エジプト、古代ギリシャ、古代ローマ帝国が栄華を極めた時、突如として衰亡していった要因の1つに「食べすぎ病」が挙げられています。

こうした文明や帝国を築くまで、人々の暮らしは粗食で、よく働き、時には戦争に参加するなど、肉体を大いに動かすことで健康を保っていました。

しかし、文明・帝国を築いた後は怠惰になり、とくに貴族階級の人々は、美食・飽食のかぎりを尽くすようになりました。

その結果、**「食べすぎ病＝さまざまな病気」**が蔓延し、文明・帝国が滅んでいったのです。

ローマの貴族は毎日宴会を楽しんでいました。

しかも1日数回催されていた宴会をハシゴするために、満腹になった後は、鳥の羽根で喉をくすぐって嘔吐《おうと》を促し、次の宴会に向かったというエピソードまで残っています。

ちなみに、夕方から夜にかけて開かれる宴会（主賓）は3つのコースに分かれていました。

第1：プロムルシス（前菜）

ワインと共に、卵、オリーブの実、腸詰めを食べる。

第2：ケーナ・プリーマ（メイン料理）

魚、鳥肉、獣肉を主とした料理。とくに豚、猪、兎の肉の他、牡蠣《かき》、ウニや豚の乳房や子宮などが珍重された。

第3：ケーナ・セクンダ（デザート）

リンゴ、ザクロ、ナツメなどの果実と、小麦粉をミルクと油でこね、それを焼いて、ハチミツをかけて食べる。

こうした食事での宴会を夕方から夜にかけて2〜3回繰り返していたというのですからあきれます。古代ローマ帝国のローマでは疫病（ペスト）が流行しました。のちの東ローマ帝国では住民の半数が死亡したと言われています。

ペストといえば紀元前430年にアテネで流行した病気Plague of Athen（アテネの疫病）は発疹チフス説、ハシカ説、痘瘡《とうそう》説などさまざまですが、ペスト説が一番有力です。10万人のアテネの人口のうちの4分の1（2万5000人）の命が病気で失われ、古代ギリシャは急速に衰退していきました。

では、現在の日本はどうでしょうか？

男と女の平均寿命がそれぞれ約81歳、87歳で、世界最長寿国の1つとされています。

２０１９年９月の時点で、１００歳以上の人口は７万１２７４人。２０１９年９月現在の最長寿者は１１６歳の田中カ子《かね》さんです。

一方、次ページの図表1を見ると、２０１５～２０１９年の数年間で、「55歳」以下の多くの有名人が〝若死に〟しています。しかも、ガンによる死亡が目立ちます。

こうしてみると、一般の方々でも多くの人が〝若死に〟しているのは、想像に難《かた》くありません。

男女合わせた平均寿命を85歳とするなら、1世代＝30年と考えると、「85歳－30歳＝55歳」となります。

ということは、55歳以下で亡くなった人の親は存命していることも多く、「親が子の葬式をだす」という「逆さ仏（逆縁）」の現象があちこちで起こっているということです。

私にはそれが食べすぎ病で国が滅ぶにいたる「足音」のように思えてなりません。

図表１　惜しくも病気で早世された著名人

年月日	氏名	享年	職業	死因
2015/1/20	齋藤仁氏	54	柔道家	肝内胆管ガン
2015/5/2	柳生真吾氏	47	NHK『趣味の園芸』のキャスター、園芸家	咽頭ガン
2015/5/22	大内義昭氏	55	音楽プロデューサー	食道ガン
2015/5/28	今井雅之氏	54	自衛隊出身の俳優	大腸ガン
2015/7/11	岩田聡氏	55	任天堂社長	胆管ガン
2015/7/13	渡辺英樹氏	55	ミュージシャン	大動脈解離
2015/7/28	泉政行氏	35	俳優	病名非公開
2015/9/19	黒木奈々さん	32	フリーアナウンサー	胃ガン
2015/10/27	天野貴元さん	30	アマチュア将棋棋士	舌ガン
2015/10/27	松来未祐さん	38	声優	悪性リンパ腫（血液のガン）
2015/11/22	フジモトマサル氏	46	漫画家、イラストレーター	白血病
2015/11/23	今井洋介氏	31	アーティスト	心筋梗塞
2015/12/11	有沢比呂子さん	43	女優	心不全
2016/1/10	竹田圭吾氏	51	ジャーナリスト	すい臓ガン
2016/3/2	寺田緑郎氏	52	映画撮影監督	ガン
2016/4/3	和田光司氏	42	歌手	上咽頭ガン
2016/4/11	立花千春さん	46	フルート奏者	ガン
2016/4/26	前田健氏	44	お笑いタレント	虚血性心不全
2016/5/2	松智洋氏	43	ライトノベル作家	肝臓ガン
2016/5/17	水谷優子さん	51	声優	乳ガン
2016/6/3	森岡賢氏	49	ミュージシャン	心不全
2016/7/6	池田弦氏	48	声楽家	虚血性心疾患（心筋梗塞）
2016/8/3	宮本敬文氏	50	写真家	脳出血
2016/8/5	平田実音さん	33	元・子役タレント	肝不全
2016/9/17	衿野未矢さん	53	ノンフィクション作家	膠原病（全身性強皮症）
2016/9/24	田中弥生さん	44	文芸評論家	肝臓ガン
2016/10/9	川島道行氏	47	ミュージシャン	脳腫瘍
2016/10/10	田中一成氏	49	声優	脳幹出血
2016/10/20	平尾誠二氏	53	元ラグビー選手	胆管細胞ガン

年月日	氏名	享年	職業	死因
2016/12/5	黒沢健一氏	48	ミュージシャン	脳腫瘍
2017/1/16	露の雅さん	35	落語家	急性虚血性心疾患
2017/2/12	岡久留実さん	55	元新体操日本代表コーチ	ガン
2017/3/22	佐藤大輔氏	52	作家	虚血性心疾患
2017/3/25	黒澤浩樹氏	54	空手家	急性心不全
2017/5/9	岩田美生氏	51	ミュージシャン	腎臓ガン
2017/5/9	一色徳保氏	37	ミュージシャン	脳腫瘍
2017/6/18	蓮実重臣氏	49	作曲家	S状結腸ガン
2017/6/22	小林麻央さん	34	フリーアナウンサー	乳ガン
2017/6/28	森慎二氏	42	元プロ野球選手	敗血症
2017/7/4	くりた陸さん	54	漫画家	乳ガン
2017/7/18	堀禎一氏	47	映画監督	くも膜下出血
2017/8/9	中村京紫氏	52	歌舞伎役者	舌ガン
2017/9/3	谷村孝氏	35	バレーボール元日本代表	心筋梗塞
2017/9/18	赤染晶子さん	42	小説家	急性肺炎
2017/9/25	つかじ俊氏	27	漫画家	大腸ガン
2018/1/12	柳家小蝠氏	42	落語家	肺炎
2018/1/31	いときん氏	38	ET-KINGリーダー	ガン性心膜炎
2018/2/19	大家仁志氏	53	青年座俳優	大腸ガン
2018/3/20	笹井一個さん	42	イラストレーター	大腸ガン
2018/7/6	中尾翔太氏	22	FANTASTICS from EXILE TRIBEダンサー	胃ガン
2018/7/13	藤田香さん	47	「黒魔女さんが通る」挿絵	すい臓ガン
2018/7/20	小林隆氏	51	内村航平を指導	胃ガン
2018/8/15	さくらももこさん	53	「ちびまる子ちゃん」の作者	乳ガン
2018/9/18	山本 KID 徳郁氏	41	格闘家	胃ガン
2018/10/18	真木和さん	49	アトランタ五輪女子マラソン代表	乳ガン
2018/12/9	重由美子さん	53	アトランタ五輪セーリング銀メダリスト	乳ガン
2019/2/14	時津洋宏典氏	49	元幕内力士	心不全

※死因などはマスコミに掲載された情報を基にしています

「食べすぎ」こそ諸悪の根源

前節で述べたように今日の日本では100歳以上の人が毎年増え続けている一方、55歳以下の〝若死に〟も増加しているという不思議な現象が起こっています。

その要因を1つ挙げよ、と言われたら、私は躊躇《ちゅうちょ》なく**「空腹を経験したかどうか」**を挙げます。

90歳以上の長寿者、つまり明治の末〜大正・昭和のはじめに生まれた方々の暮らしは、粗食で、よく歩き、炊事、洗濯、ちょっとした大工仕事など、家事労働が当たり前の毎日でした。時には、さまざまな事情から空腹を余儀なくされました。

戦後の1948（昭和23）年生まれの私でさえ、中流階級に生まれ育ちましたが、1955（昭和30）年頃までは、粗食で空腹をいやというほど味わったことを鮮明に覚えています。

実は、この「空腹」が健康長寿に役立っていたことが2000年にアメリカのマサチューセッツ工科大学のL・ギャラン教授によって明らかにされました。

生物が**飢餓状態になると体が活性化し、体の細胞の老化を防ぎ、寿命を延ばす働き**をする「サーチュイン（sirtuin：長寿）遺伝子」を発見したのです。

同教授は、飢餓状態におかれたショウジョウバエやミドリムシの寿命が30〜50％も延びることを実験で確かめています。

また「飽食状態にされたサル」と「腹五分の食料を与えた空腹サル」を20年間追跡調査した研究では、「飽食」サルはシワだらけの顔、薄い頭髪が目立ち、老化が進んでいることがわかりました。

一方「空腹」サルは、頭髪がフサフサでシワも少なく、CT検査の結果、脳の委縮もほとんどなく「青年の若さ」を保っていたといいます。

「サーチュイン遺伝子」は、老化や病気の元凶物質とされる活性酸素の攻撃から細胞や遺伝子を守り、若々しさを保たせ、ガン・心臓病・脳卒中・糖尿病などの病気を防いでくれます。

ちなみに、1950（昭和25）年と比べ、65年後の2015（平成27）年には、肉・卵・牛乳（乳製品を含む）など、高カロリー・高タンパクの栄養食の1日あたりの摂取量が、それぞれ約11倍・6.3倍・19倍と、驚くほど増加しています。

図表2　日本人の食生活の変化（1日あたりの摂取量）

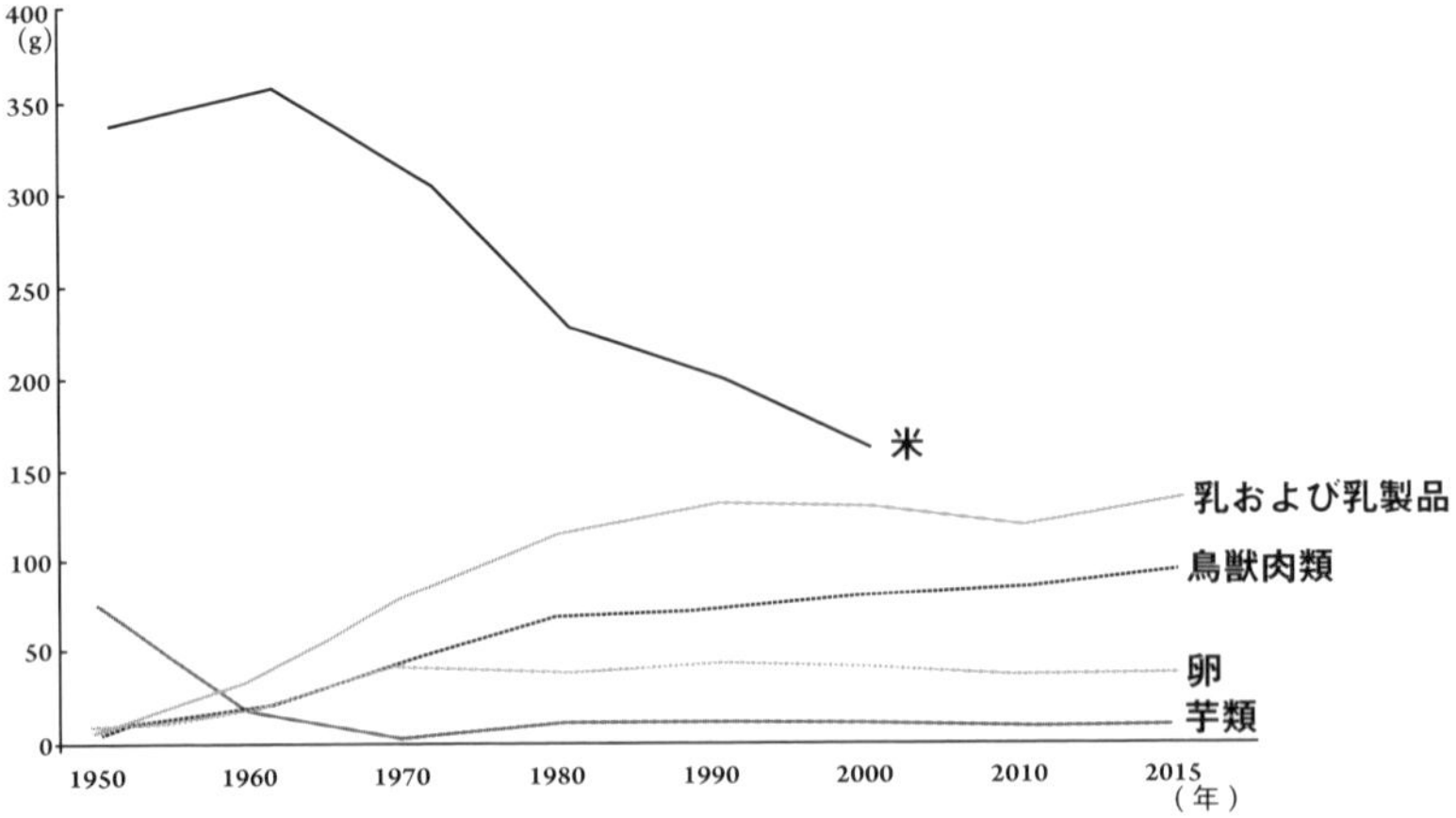

出典：七訂食品成分表 2018（女子栄養大学出版部）より作成

逆に米の摂取量は約半分で、芋類の摂取量にいたっては約10分の1にまで減少しました。

つまり、我々日本人は「高栄養＝飽食」のため、ガンをはじめ、心筋梗塞・脳血管障害（脳梗塞）・糖尿病・痛風……等々の生活習慣病に苦しんでいる、といっても過言ではありません。

現在40歳以上の男性の半分以上がメタボ（メタボリック症候群）とされています。

「高」血糖、「高」脂血症、「高」体重……など「高」のつくものは「食べすぎ病」以外のなにものでもありません。

あらゆるダイエット法がおかしかった理由

「食べすぎ」とも関連する話なのですが、これまで巷《ちまた》では、数々のダイエット法が流行してきました。しかし、その多くは、一定期間をすぎると潮が引くように消えてなくなり、話題にもならなくなっていきます。そんなことが、ここ数十年繰り返されています。

一例を挙げてみましょう。

●特定の食品ばかり摂るダイエット

・バナナダイエット
・リンゴダイエット
・ヨーグルトダイエット
・キャベツダイエット
・コンニャクダイエット

・ゆで卵ダイエット

こうした単品ダイエットは「栄養失調＝飢餓」の状態を作り、体重を減らすだけなので、リバウンドがつきものです。

●健康茶（ハト麦茶など）・減肥茶ダイエット

緩下《かんげ》作用のあるハーブやお茶で宿便（大便）の排泄《はいせつ》をよくしようというダイエット法です。宿便がとれた分、体重は減りますがその後の減量は期待できません。

●サウナ、減量ウェットスーツ、パラフィンパック、やせるガードル

これらは体内の余分な水分を外に出すことで減量を目指すダイエット法だといえます。しかしこれは、「むくみ」をともなう「水太り」の人に一時的な効果があるだけです。

その他、最近話題のものでは「低炭水化物（糖質制限）」ダイエットがあります。

これは簡単に説明すると、ご飯・パン・メン類などの炭水化物（糖質）をほとんど摂取しないというダイエット法です。

ただし、その代わりに、牛・豚・鶏などの肉・魚介類、それにメンタイコ・イクラ・ウ

図表3　糖質制限ダイエットで食べてはいけない食物

米や小麦粉、豆、トウモロコシのデンプンからできているもの	ご飯・パン・うどん・そば・ラーメン・ソーメン・スパゲティ・マカロニ・春雨・コーンスターチ・せんべい・おかき・ピザ・肉まん・あんまん・カレーライス・牛丼・カツ丼・天丼・ハンバーガー
芋類	ジャガ芋・サツマ芋・山芋（長芋）
菓子類	ケーキ・ドーナツ・チョコレート・菓子パン・アイスクリーム
果物（とくに甘味の強いもの）	バナナ・リンゴ・グレープフルーツ・トマト・ブドウ（ドライフルーツは甘味が濃縮されているので、とくによくない）
根菜類	ニンジン・ゴボウ・レンコン・ネギ・玉ネギ
調味料他	たれ・ソース・ケチャップ・マヨネーズ・ポン酢・みりん・めんつゆ・サラダ油・片栗粉・葛粉
アルコール	醸造酒（日本酒、ワイン、ビール）・甘いカクテル、酎ハイにも糖が含まれているから不可
加工食品	デンプン、砂糖が含まれているものは不可 ・ハム・ソーセージ・ベーコン・カマボコ・サツマ揚げ
清涼飲料水他	糖が含まれているから不可 ・清涼飲料水・スポーツドリンク・コーヒー・缶コーヒー・ココア・抹茶・豆乳

とくに「砂糖」「白米」「小麦」は、血糖を上げる三悪食なのでスパッとやめるべき、と「糖質制限食」の医師は主張している。

図表4　糖質制限ダイエットで食べてもよい食物

肉類	牛肉・豚肉・鶏肉
魚介類	エビ・カニ・イカ・タコ・貝・牡蠣
卵	鶏卵・イクラ・明太子
乳製品	無調整牛乳・ナチュラルチーズ（材料が生乳と塩のみ）・プレーンヨーグルト・バター
調味料	塩・味噌・醤油・こしょう・カレー粉・唐辛子・オリーブオイル・酢・かつお節・昆布・しいたけ
飲料	水・緑茶・紅茶・ウーロン茶
アルコール	蒸留酒・ウイスキー・ウォツカ・ジン・ラム・焼酎
野菜	根菜は糖が多く「NG」だが、葉菜はOK 葉菜……レタス・ホウレンソウ・春菊 スプラウト……かいわれ大根・ブロッコリー ハーブ……パセリ・クレソン・バジル

ニなどプリン体（痛風の原因となる尿酸を作る）の多い食べ物まで、好きなものを好きなだけ食べていい、とされています。推奨している人によって細かいルールは異なりますが、おおむねそのような内容のダイエット法です。

低炭水化物ダイエットは、カロリー計算や、食事のバランスなどを考慮する必要もないので、従来のカロリー制限一辺倒の「糖尿病食」や「ダイエット食」に耐えられなかった人々に受け入れられ、急速に広まっていった印象があります。

しかし、この食事療法では食べる種類が少なくなるし、食べる楽しみもなくなってしまいます。

米を主食にしてきた日本、麦（パン）を主食にしてヨーロッパや中近東、トウモロコシを主食にしてきた南米など、世界にはさまざまな食文化があります。

低炭水化物ダイエットはある意味で世界の食文化を否定するものです。

地球上に最初にできた栄養素は糖です。

約40億年前に二酸化炭素（CO_2）と水（H_2O）に光が作用してブドウ糖（$C_6H_{12}O_6$）が作られました。そして、ブドウ糖から脂肪やタンパク質も約30億年前に作られ、タンパク質から海水中で原始生命が作られました。

人体（というより動物）は60兆個ある細胞の活動源のほぼ100％を糖に依存しています。なので、長時間の肉体労働や空腹により血液中の糖が低下する（低血糖になる）と、低血糖発作が起こります。具体的には、イライラ、ドキドキ、痙攣《まひ》が起こり、ひどくなると昏睡状態に陥ります。

生命にとって一番大切な栄養素である糖も摂りすぎると高血糖（動脈硬化）、高脂血症を惹起《じゃっき》して太り、糖（AGEs＝最終糖化産物）や脂肪が血管内壁に沈着して動脈硬化を起こします。その結果、高血圧や脳梗塞、心筋梗塞などの生活習慣病を起こしやすくなります。

低炭水化物ダイエットの仕組みを簡単に説明しておくと、「細胞の活動に一番大切な糖摂取を極端に制限することで、体内の脂肪がエネルギー源になるべく、急速にケトン体に変化するので脂肪が減少。それによって体重が減る」というものです。

その結果、肥満により起こっていた高血圧、糖尿病、痛風、脂肪肝、血栓症などが、一時的ですが、劇的に改善します。

しかし、狂牛病の原因が草食動物の牛の飼料に羊の乾燥肉骨粉を食べさせるという「食い違い」であったのと同じように、人間にとって「低炭水化物ダイエット」は「食い違い」といってよく、種々の病気のリスクを孕《はら》んでいるのです。

そもそも、動物の食性は歯の形で決まります。

5000kgの体重を持つ象や、6メートルの長身のキリン、牛、馬、バッファローなど、大型の哺乳動物は草食（主に多糖類）です。彼らは平べったい歯しか持ち合わせていないからです。

一方で血液をアルカリ性にするために、ライオンやトラに草を食べさせようとしても絶対に食べません。肉食用のとがった歯しか持っていないからです。

では、人間はどうでしょうか？

32本の歯のうち20本（20／32＝62・5％）が穀物食用の臼歯《きゅうし》です。8本（8／32＝25％）が野菜や果物をガブリと食べるための門歯、4本（4／32＝12・5％）が肉・魚肉・卵食用の犬歯です。

実に**87・5％の歯が炭水化物（多糖類）用の歯**を持っている人間が、肉食中心の「低炭水化物（糖質制限）」ダイエットを長く続けると体がおかしくなるのは当然です。

アメリカのハーバード大学では、以前から「低炭水化物」ダイエットを長く続けると、心臓発作のリスクが高まると警鐘を鳴らしています。

「低炭水化物（糖質制限）食」の問題点や危険性として、
①脳卒中、心筋梗塞などの危険性、死亡率が上がる。
②肝機能障害、腎機能障害を誘発する。
③ケトアシドーシス（ケトン酸血症）で意識不明になる危険性がある。
などが医学界で指摘されていましたが、その原因として「高タンパク」「高脂肪」が挙げられています。

「低炭水化物」の最大の問題点は炭水化物用の歯が87・5%を占める人間に肉食中心の食生活をさせるところにあります。

草食動物である牛の成長を早めるべく、飼料の中に羊の肉や骨の乾燥粉を混ぜたために「狂牛病」を発生させてしまったのと同じように、動物の食性に合わない食生活は必ずなにかしらの「無理」を生じさせます。

低炭水化物（糖質制限）ダイエットをやるのであれば、減量できるまでの短期間にとどめるべきです。

食べすぎは血液を汚す

「食べすぎ」の恐ろしさの1つは**「血液を汚してしまう」**ということです。

食べすぎると血液中に糖、脂肪（コレステロールや中性脂肪）、タンパク質などの栄養素が過剰となります。それは高血糖（糖尿病）・高脂血症（動脈硬化→高血圧→血栓症＝心筋梗塞、脳梗塞、脂肪肝、肥満……）・高タンパク血症などの恐ろしい病気や症状につながります。

また、こうした栄養過剰物質から作られるクレアチン・尿素ちっ素・尿酸・乳酸（疲労物質）などの老廃物も血中に増加して種々の病気の要因となります。

ようするに、「食べすぎ」ると血液が汚れてしまい、その血液の汚れが「食べすぎ病」を招くのです。

漢方医学では、血液の状態などまったくわかっていなかった2000年も前から

「万病一元、血液の汚れから生ず」

と、病気の原因を特定していました。

ほぼすべての血液の成分を把握している西洋医学では腎臓病の悪化（腎不全・尿毒症など）や、肺疾患（肺ガン・肺結核・肺炎など）の末期以外では「血液は汚れない」としています。

というのも「血液中の老廃物の約90％（水に溶けるもの）は、腎臓から尿として排泄され、水に溶けない揮発性（油性）の老廃物（約10％）は肺から呼気として排泄される」からと考えられているからです。

しかし、次章で詳しく述べますが、断食すると**「吐く息が臭くなる」「口内がネバネバし、舌苔《ぜったい》が厚くなる」「鼻汁や痰《たん》が出てくる」「濃い尿が出る」「発疹《ほっしん》が見られる」**などのデトックス（排毒）現象のオンパレードになります。

かつて、イギリスのカーリントン博士は、

「もし摂った食物が全部消化され、吸収、利用、排泄されるのであれば、なんら問題はない。しかし、実際の体の要求より多量に食べた場合、余分な食物（栄養素）は体内に蓄積され、血管を塞ぎ、血液の循環を悪くする。これが万病の原因」

と喝破しました。

血液を試験管またはガラス瓶に入れて立てておくと、段々と下に沈んでいくものがあります。それは有形成分（赤血球・白血球・血小板）で、逆に上層部はきれいに澄んでくるので血漿《けっしょう》と言われます。

「血液の汚れ」というのは、西洋医学では尿酸、尿素ちっ素、クレアチニン等々の老廃物が増加する（主に腎臓の働きが低下するため）状態としか考えません。

しかし、２０００年も前に漢方医学が指摘した「血液の汚れ」とは「水・タンパク質・脂肪・ビタミン・ホルモン・ミネラル・酸素・赤血球・白血球・血小板……等々あらゆる血液成分の多寡（多すぎ、少なすぎ）のこと」を推測していたものといってよいでしょう。

血液を汚す原因は「食べすぎ」だけじゃない

血液を汚す原因は「食べすぎ」以外にもたくさんあります。以下に挙げていることはすべて「血液の汚れ」につながり、「食べすぎ病」を促進するおそれがあります。

(1)食物の質の間違い

西洋医学・栄養学では、食物の中の栄養素を次の5大栄養素に分類します。

①タンパク質……筋肉、骨、内臓など60兆個の細胞を構成しているタンパク質の成分、免疫物質や凝固物質の成分

②脂肪……カロリー(活動)源

③糖……人体を構成する60兆個の細胞の活動源

④ビタミン類(約30種)、⑤ミネラル類(約100種)……細胞の成分、体内で行われている化学反応を助ける酵素の成分

そしてこれを次のように、バランスよく摂るように、と指導する分析学です。

①タンパク質は肉、魚、牛乳、大豆などから
②脂肪はバター、マヨネーズ、植物油から
③糖は米、パン、芋類から
④ビタミンや⑤ミネラルは野菜、果物、海藻、豆類、牛乳から

しかし**バランスよく食べている動物など地球上にはいません。**

みんな、「偏食」なのです。

先ほども述べましたが、大型の哺乳類はみんな草食です。草食用の平たい歯しか持ち合わせていないからです。彼らは草の中の多糖類（炭水化物）を摂取し、腸や肝臓の中でタンパク質や脂肪に合成しています。

一方、肉食のライオンやトラに野菜や果物を食べさせようとしても、絶対に食べません。主に肉食用の尖った歯で構成されているからです。

前述したように人間は32本の歯のうち穀菜食用の臼歯が20本（20／32＝62・5％）、野菜・果物をガブリと食べる前歯（門歯）が8本（8／32＝25％）で、合計87・5％が穀菜食用です。肉・魚など肉を食べる歯は4本（4／32＝12・5％）しかありません。

よって、こうしたバランスで食べるのが「人間の健康にとって最上の栄養学」なのです。

300万年前にゴリラからチンパンジー、そして人間が派生し、一部の人種が5万年前にジブラルタル海峡を渡って、ユーラシア大陸へ上陸しました。

このうち、野菜や果物がほとんど採れない、寒いヨーロッパへと北上していった人たちは、狩猟民族になり、後に牧畜をするようになります。

彼らは野菜や果実類が採れないため、肉や牛乳、チーズなどを主体とする食生活を余儀なくされ「それらを中心に食べるべし」とする栄養学ができ上がりました。

つまり、**現代の栄養学は厳寒の地でヨーロッパ人が仕方なく始めた食事**の上に成り立っているのです。

そして、その食生活が「血液を汚す」ことは、種々の疫学調査からも明らかです。

1960（昭和35）年以降、米や芋類の摂取量が減り、肉・卵・バター・マヨネーズを代表とする欧米食（高タンパク・高脂肪食）の摂取が激増してきた日本では、罹《かか》る病気のタイプまでが変わってきました。

それまで多かった胃ガン、子宮頸ガンは減少していき、肺・大腸・乳・卵巣・子宮体・前立腺・すい臓・食道などのガンや白血病が増えてきました。

脳卒中のタイプも、日本型の脳出血は減少し、欧米型の脳梗塞（血栓）が激増しています。戦前にはほとんど見られなかった、欧米人の死因の1位である心筋梗塞が急増し、日本人の死因の2位になっています。

その他、糖尿病、痛風などの生活習慣病、アレルギー疾患、自己免疫疾患（潰瘍《かいよう》性大腸炎、リウマチ、橋本病など）、精神疾患も無気味に増え続けています。

これらは、もともと穀菜食を中心とした食生活をすべき人間が、本来は食生活の12・5％程度の摂取でよい動物性食物を摂りすぎた結果の「食い違い病」です。

約20年前に、ヨーロッパに始まり、日本にも上陸した牛の脳が溶けて起こる「狂牛病」の原因は「プリオン」という病原体とされています。

しかし、先ほども述べた通り、本当の原因は仔牛を早く成長させるために飼料に混ぜられた羊の肉や骨の粉末です。つまり、草食動物に肉を食べさせた結果「食い違い病」が起こったのです。

1975年、アメリカではガン、脳卒中、心臓病、肥満などの生活習慣病による国の医療費の高騰、国家財政の破綻を心配して、上院に栄養改善委員会が設けられました。

そして、医学者と栄養学者に全世界の栄養状態と病気との状態を調べさせた結果、1977年に5000ページに及ぶ勧告文（dietary goals＝栄養の目標）が出されました。

その目標として設定されたのが以下の6つです。

①エネルギー摂取の55～60％まで炭水化物摂取を増やすこと。
②脂肪の摂取を30％まで減らすこと。
③飽和脂肪酸（肉やバターの脂）と不飽和脂肪酸（魚や植物の油）の比率を同等にすること。
④コレステロールの摂取を1日300㎎までに減らすこと。
⑤砂糖の摂取量を40％までに減らすこと。
⑥塩の摂取量を1日3gまでに減らすこと。

「1日のカロリー摂取の55～60％を炭水化物にしなさい」という指摘は、人間の歯が32本のうち20本（62・5％）が臼歯であることとほぼ一致します。

これをきっかけに「和食こそ世界一の健康食である」ことが証明され、アメリカに和食レストラン、寿司屋、天ぷら屋などが多く作られるようになりました。また、毎日というわけではありませんが、食事のメニューに和食を取り入れるアメリカの家庭も増えました。

この目標設定から34年後の２０１１年には、毎年１００万人以上のアメリカ人の命を奪っていた心筋梗塞による死亡数が58％減、ガン死も17％減という成果が出ています。

つまりこの調査は「歯の形に合ってない食物を摂りすぎると血液が汚れ、病気を作る」という仮説を証明する壮大な実験をアメリカが国をあげてしてくれたわけでもあります。

(2) 体を冷やす食物の摂りすぎ

栄養学では、食物の価値はタンパク、脂肪、糖、ビタミン類、ミネラル類の5大栄養素の含有量と含有カロリーの多寡で判断されます。

しかし、ここには食べると体を冷やす食物（漢方医学でいう陰性食物）と温める食物（同じく陽性食物）が存在する、という概念はまったくありません。

夏にビール、冷や麦（ソーメン）、スイカ、キュウリ、かき氷……を口にすると「旨い！」と感じるのは、これらが体を冷やす陰性食物であるためです。

反対に、冬に肉、卵、醤油で作るスキ焼きが美味しいと感じるのは、これらが体を温める陽性食物だからです。含有カロリーは関係ありません。

川の水は０℃で凍り始めますが、海水はマイナス約1・8℃で凍り始めます。

つまり、塩はノンカロリーなのに「温める力」が強いことがわかります。

日本人の脇の下の平均体温は、１９５７（昭和32年）には36・９℃だったそうですが、現在では35・８〜36・２℃に低温化しています。

体温が低くなった原因として、

①ウォーキングなどの筋肉運動や家事労働の不足。

②塩分の控えすぎ。

③水分の摂りすぎ。

④体を冷やす食物の摂りすぎ。

などが挙げられます。

こうした原因で、体温が低くなると、糖、脂肪、タンパク質などの栄養素の燃焼・利用が妨げられ、それらが血液中に残って血液を汚します。

また、尿酸、尿素、尿素ちっ素、クレアチニン……等々の老廃物の燃焼・排泄が低下し、血液が汚れます。

ちなみに、「体を冷やす食物」「温める食物」は食物の外観の色で判断できます。

基本的な見分け方として、青・白・緑の食べ物は体を冷やし、赤・黒・橙の食物は体を温めます。

また、陰性食物でも熱（火、陽光）や塩、圧力を加えたり発酵させると体を温める陽性食物に変わります。

●体を冷やす食物（青・白・緑）

牛乳、バター、緑茶、白砂糖、洋菓子、葉菜（サラダ）、キュウリ
南方産果物（バナナ、パイナップル、ミカンなど）
白米、白パン、大豆、豆腐、豆乳、白ゴマ
酢、油、マヨネーズ、白身（脂）肉、魚
ビール、白ワイン、ウイスキー（氷割り）

●体を温める食物（赤・黒・橙）

チーズ、紅茶、ハーブティー、ウーロン茶、ココア、コブ茶
黒砂糖、ハチミツ、和菓子、チョコレート、根菜、つけ物、煮物

北方産果物（リンゴ、サクランボ、ブドウ）
玄米、黒パン、黒豆、小豆、味噌、醤油、黒ゴマ
塩、赤身の肉、シャケ、マグロなど赤身の魚肉
エビ、カニ、イカ、タコ、貝などの魚介類
黒ビール、赤ワイン、梅酒、紹興酒、日本酒の熱燗、焼酎、ウイスキー（湯割り）

●変化する食物

牛乳（白）→熱＋発酵→チーズ（黄）
緑茶（緑）→熱＋発酵→紅茶（赤〜黒）
大豆（黄白）→熱＋塩＋発酵→味噌、醤油、納豆（茶〜黒）
大根（白）→天日→切干大根（黄）
→塩＋圧力→沢庵（黄）
白米（白）→塩＋圧力→おにぎり（硬い）
→熱→チャーハン（黄）

(3) 運動不足

体温の40%は筋肉で産生されます。そして、筋肉の約70%は臍《へそ》より下(腹筋、臀筋《でんきん》、太股《ふともも》~下肢《かし》)に存在します。

交通機関が発達していなかった昔の日本では、すべての人が毎日長時間歩くことを余儀なくされていました。

また、掃除機や洗濯機などの家電製品が普及していなかった50~60年前までの日本人は、手足を使って家事労働をしていました。

重い荷物を運ぶこともよくあり、家や家具の修理など大工仕事もよくやっていました。

このように生活の中で自然と筋肉を動かしていたので36・9℃の体温が保たれていたわけです。しかし、日常で筋肉を使う習慣が減ったことで、体温が低下していきました。

その結果、糖、脂肪、タンパク質などの栄養物質や、尿酸、乳酸などの老廃物の燃焼・排泄が妨げられて血液中に残存し、血液が汚れる一大要因になったのです。

(4) 塩分を控えすぎ

塩分には、体を温める強力な作用があります。そのため、現代のように暖房器具が発達していなかった時代には、厳寒の冬を乗り切るために多くの塩分が摂られてきました。とくに東北地方には塩分を多く摂る伝統がありました。

その結果、東北地方で高血圧、脳出血が多発。そこで、約60年前頃、東北地方から全国へと「減塩運動」が拡がっていきました。

しかし、もし当時、東北の人々が薄味の食物を摂っていたら、高血圧や脳出血にかかるずっと以前に「冷え」からくる風邪や肺炎、うつ（による自殺）、リウマチ……などの病気で死に絶えていたかもしれません。

塩は人類最古の調味料です。

古代ローマ時代、塩は貴重品でしたし、健康を保つ上で最上の食品と考えられていました。そこで「Sal サル」（ラテン語で塩）から健康、乾杯の「Salus サルー」という言葉が生まれました。

また、兵士にはお金の代わりに塩で給料を支払っていたので「Salary サラリー」という言葉も作られました。

この塩を敵視し、減塩しすぎると、体を冷やしてしまいます。

その結果、前述したように栄養過剰物や老廃物の燃焼を妨げて、血液が汚れてしまいます。

塩と水は体内で行動を共にします。

なので、労働、運動、入浴、サウナなどで発汗や排尿を促した後には、塩分を存分にとってもなんら問題はありません。

(5) 水分の摂りすぎ

水分についての日本人の認識には問題があります。

日本人の死亡原因2位の心筋梗塞（約12万人／年）と4位の脳梗塞（約8万人／年）が血栓症であるため、「血液をサラサラにする」という大義のもと「なるべく多くの水分をこまめに摂るように」「1日2ℓ以上の水分を摂るように」などと指導されています。

しかし、雨に濡《ぬ》れると体は冷えるし、「冷却水」という言葉もあるように、欲しくもない水分を無理して摂ると、体を冷やし、栄養物、老廃物の燃焼・排泄を妨げて、血液を汚してしまいます。

漢方医学では、体内に余分な水分がたまった状態を「水毒」と言い、「肩こり」「頭痛」「めまい」「耳なり」「フワーッとした感じ」「不安」「不眠」「動悸《どうき》」「吐き気」……など不《ふ》定愁訴《ていしゅうそ》の一大要因と考えられています。

水の摂取を奨励する西洋医学でも、体内の水分が排泄できず、全身がむくんでいる「心不全」状態では、水分の摂取は厳しく制限されます。

「心不全」は「水毒」の究極の状態ですが、その手前の状態の症状として、次のようなものが挙げられます。

①手足のむくみ

②高血圧……血液中の水分が多いと血液量が多くなり、それを押し出す心臓が力を入れる

③不整脈……②のため、心臓に負担がかかることになり不整脈が起こる

④アレルギー疾患：結膜炎……涙

鼻炎……くしゃみ、鼻水

喘息……水様の痰の喀出《かくしゅつ》

アトピー、ジンマ疹……湿疹

(すべて体内の余分な水分の排泄現象)

(6) ストレス

心身に負担がかかると、副腎からアドレナリンやコーチゾールなどのホルモンが分泌されて血管が収縮し、血圧と血糖を上げ、ストレスに対抗しようとします。

これが長く続くと、血液中のコレステロールや赤血球、血小板なども増加し、血液が汚れてベタベタ血となり血栓症（心筋梗塞、脳梗塞）が起きやすくなります。

また、リンパ球（白血球の一部）が減少して、免疫力が低下し、ガンをはじめ、ありとあらゆる病気にかかりやすくなります。

血液が汚れた時に起こる「浄化反応」

血液が汚れると、それに対する自然な反応として、私たちの体は汚れた血液をきれいにしようとさまざまな働きをします。

意外に思われるかもしれませんが、以下に挙げているのはすべて、汚れた血液をきれいにしようとする体の「浄化反応」なのです。

(1) 発疹

体に合わないものや、なにかを食べすぎた時などジンマ疹《しん》や発疹が出ることがあります。体内の老廃物、有毒物の体表への排泄現象がジンマ疹、アトピー、湿疹、化膿疹などの発疹です。

この時、西洋医学では発疹を「皮膚病」ととらえて、ステロイド剤や抗ヒスタミン剤を塗布したり、内服したりして、発疹の反応そのものをストップさせようとします。

しかし、その原因の大半は血液内の老廃物と余分な水分ですから、大抵の場合そうした治療法では根本から治すことができません。

いうなれば、それは大・小便の排泄を抑えているようなものだからです。

皮膚病の人は概して大食（食べすぎ）の人が多い印象があります。

発疹（皮膚病）の根本治療は、食物と水分の摂取を少なくし、逆に運動、入浴、サウナなどで発汗（排泄）を多くすることです。

ちなみに、漢方薬では皮膚病薬として十味敗毒湯《じゅうみはいどくとう》や葛根湯《かっこんとう》という薬があります。

いずれも発汗を促し、血液を浄化して、皮膚病の根治をはかる薬です。

（2）炎症

体内の老廃物は、肝臓で解毒されたり、白血球により貪食《どんしょく》処理されたりします。

しかし、大量の老廃物が発生し、肝臓や白血球の処理能力が追いつかない場合、体はバイ菌の力を借りて、老廃物・有毒物の燃焼・処理をしようとします。

それが炎症です。

すなわち、肺炎・気管支炎・胆のう炎など「炎」のつく病気です。

炎症は「発熱」と「食欲不振」をともなって起こります。

「発熱」は老廃物、有毒物を燃焼している現象そのものです。

「食欲不振」は、血液を汚す最大の原因が「食べすぎ」なので、食事の摂取をストップさせる反応と考えてよいでしょう。

炎症疾患は、西洋医学では「病原菌が原因で起こるもの」とされているので、治療にあたっては抗生物質が使用されます。

しかし、ご存じの通り、バイ菌は、ドブ川やゴミため、こえだめ、死骸の中にウヨウヨいます。老廃物・有毒物を分解して、土に戻す働きをするのがバイ菌の役目だからです。

そのバイ菌が体内に入ってきて「炎症」を起こすのは、「体内、血液内が汚れている」からに他なりません。

ちなみに、「炎症」が見られた時の伝統的な治療法としては、漢方では「葛根湯」、ヨーロッパでは「ウイスキーの湯割りにレモン汁」「赤ワインの熱燗」、日本では「日本酒の熱燗半合に卵黄1個」を患者に飲ませるというものがあります。いずれも体を温め発汗を促し、血液の老廃物を排泄するという発想によるものです。

(3) 動脈硬化、高血圧、出血、血栓

発疹や炎症は、血液が急激に汚れるような「食べすぎ」「冷え」「運動不足」「ストレス」などにより発生しやすいものです。

人間の体は、ジワジワと血液が汚れていくと、つなぎ合わせると9万〜10万㎞にもなるという血管の内側に老廃物・有毒物・コレステロール・中性脂肪・糖（AGEs＝最終糖化産物）などを沈着させて、血液をきれいに保とうとします。

これが「動脈硬化」です。

また、それで血液がきれいになっても、血管自体が細くなっているので、心臓は力を入れて血液を押し出そうとします。

これが「高血圧」です。

西洋医学では高血圧に対して、心臓の力を弱めるβ《ベータ》ーブロッカー製剤や血管拡張剤を使って降圧をはかります。

それによって一時的に血圧は下がりますが、以前と同様の「食べすぎ」「冷え」「運動不足」「ストレス」などの根本的な原因をなんとかしないと、また血液が汚れてしまいます。

血管内壁に老廃物、コレステロール等々を沈着させて血液浄化をはかるという方法には

限界があります。

血管が細くなりすぎると、血液の巡りが悪くなるからです。

そうなると、汚れた血液を血管外に排出しようとする反応が起こります。

これが「出血」です（皮下出血、消化管出血、痔出血、脳出血など）。

または、血液の汚れを一箇所に固めて、残りの血液を浄化しようともします。

これが「血栓」です。

西洋医学では、「出血」に対しては止血（血栓を作る）する治療を、「血栓」に対しては出血させる治療をします。

血液の浄化反応に対して、それを抑える治療がなされると、体は、最終的には血液の浄化装置としての「ガン腫」を作ることになります。

⑷ ガン腫

私が医学生の時からずっと、50年以上尊敬・崇拝している森下敬一医学博士は、
１９２８（昭和３）年３月３日生まれの91歳です。
１９５０（昭和25）年、東京医大を卒業後、血液生理学を研究され、昭和30年代には「赤

血球は骨髄ではなく、腸の母細胞から作られる」という「腸造血説」を実験で証明されました。

特筆すべきは、その森下博士が１９６６（昭和41）年の第53回国会のガン問題特別委員会に招致され、

「今のままでの食生活では、将来日本はガンが蔓延する」

という証言をされていたことです。

当時６万人だったガン死者数が今や38万人にもなり、森下博士の証言が正しかったことが証明されています。

森下博士は**「ガンは、血液の汚れの浄化装置である」**ことを種々の実験で証明されています。

ですから、

「食事を正し（玄米菜食＋魚介食）、少食にして血液を浄化しない限り、ガン腫を手術で切り取っても、放射線で焼いても、抗ガン剤で壊滅させたとしても、また出てきますよ」

とおっしゃっています。

つまり、**「ガンは血液を浄化しない限り、転移する」**ということです。

私は、医学生だった50年近く前の教科書にあった「ガン腫からはキャンサートキシン(cancertoxin：ガン毒素)が出ている」という記述を妙に鮮明に覚えています。

ガン腫が血液の汚れを一箇所に集め、そこから毒素を排泄しているというわけです。

これは森下学説と符号します。

ガン腫からは必ず出血します。

・胃ガン……吐血

・肺ガン……喀血

・大腸ガン……下血

・子宮、卵巣ガン……不正出血

・転移性腹膜ガン……血性腹水

これらのガンも、出血して血液浄化をはかろうとしている反応に他なりません。

このように、ほとんどの病気の諸症状は「血液の浄化反応」であることが多いのに、西洋医学では症状そのものを「病気」と見なして、病状を抑える治療をします。

だからこそ、医師を増やし、医療技術や医学器械を発達させて、莫大なお金（日本では毎年40兆円超）を注ぎ込んでも、病気や病人は減らないのです（1兆円は3000年前の縄文時代から毎日百万円ずつ使ってようやく達成できる天文学的数字です！）。

どんな病気でも、ある程度以上進行すると「食欲不振」と「発熱」が基本的な症状として現れます。

それはつまり、神様が我々動物に与えてくれた究極の治療法は、

食欲不振＝断食、空腹、少食

発熱＝体を温める

の2つであることを雄弁に物語っているのです。

第二章

「空腹の力」が、あなたを救う

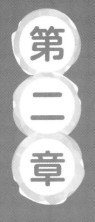

驚くべき「空腹の力」

私が伊豆高原に健康促進を目的とする断食施設を作って35年になります。

そこでは人参《にんじん》2本、リンゴ1個をジューサー（ミキサーではありません！）にかけて作る人参・リンゴジュースを朝、昼、夕の3回、それぞれコップ3杯ずつ飲む生活を来所者さんにおくってもらっています。

施設を作った当初、「断食」というと白眼視されました。

しかし、石原慎太郎先生（当時東京都知事）や、知の巨人と言われた渡部昇一先生（当時上智大学教授）が来られるようになり、その著書でも紹介してくださったおかげもあって、世間の認識もだんだんと変わっていきました。

今では政財界の要人（元首相3人を含む大臣経験者20余名、国会議員約50名）や、スポーツ界・芸能界の有名人、弁護士、サラリーマン、主婦から学生さんまで多士済々の方々が、私の施設で「ジュース断食」に挑戦されました。また、最近では「お医者さん」の来所が多いのも特徴です。

今日、「断食」がある程度の市民権を得た（まだ知る人ぞ知るというレベルですが）のは、こうした方々の「口コミ」の力に加え、最近「断食」の効能に関する医学論文が次々に出されているのも影響しているようです。

「断食」というと大げさに聞こえるかもしれませんが、ようするに「自分にとって無理のない範囲で空腹状態をキープする」ことで、さまざまな効能が得られることが医学的にわかってきたということです。

先ほどご紹介したサーチュイン（sirtuin：長寿）遺伝子の活発化はその最たる例です。

最近の医学論文によると、その他にも断食（空腹）で次のような効果が現れることが確かめられています。

・うつな気分がなくなる。ストレスに強くなる。
・快便になる。
・生命力が強くなる。
・妊娠力、生殖力が高まる。

・老化を抑え、病気になりにくくなる。
・強力なデトックス効果が得られる。
・自然治癒能力が高まる。
・胃・心臓・脳などの働きがよくなる。
・オートファジー（自食作用）を促す。
・ガン細胞の自殺を促す。
・体のだるさがとれる。
・目覚めがスッキリする。

聞きなれない言葉や同じ内容を言い換えているように感じるものもあるかもしれませんが、のちほど詳しくご説明しますのでひとまずご了承ください。

それよりもみなさんに気づいてほしいのは、「食べすぎ」がこれらと正反対の結果をもたらすという恐ろしい事実です。

食欲不振は、うつ気分やストレスに対抗する自然な反応

人間は食べない（断食する＝空腹でいる）と、消化するために胃や小腸に血液を集める必要がなくなります。そのため、脳への血流が潤沢になり、「うつ気分」や「ストレス」が解消します。

ところで、私が小中学校の頃には鳥獣保護法はあってもそれほど厳格ではなかったので、私は学校から帰ると、家にランドセル（カバン）を置いてすぐに、トリモチとかすみ網を持って近くの野山に行くというのが〝日課〟でした。そして、メジロ、ウグイス、シジュウカラ、ホオジロなどの小鳥を捕まえてきては、カゴに入れて自分の部屋の中で飼っていたものでした。

大空を自由に飛んでいた小鳥たちは、小さいカゴに入れられると最初は暴れます。なので、カゴに風呂敷をかけて暗くしてやります。はじめは絶対に餌を食べません（水は飲みます）。鳥たちは、これまで経験したことのないものすごいストレスに「食べないこと＝

断食」で対抗しているわけです。

そんな小鳥たちも3～4日ほどで暴れなくなり、餌を食べ始めるようになります。これで餌付けは成功です。

人間も「うつ気分」の時や「強いストレス」のかかった時に食欲がなくなるのは、胃腸への血流を減らし、逆に脳の血流をよくして、うつを治し、ストレスに対抗しようとする自然な反応なのでしょう。

そんな時は無理に食べず、人参・リンゴジュース、黒糖（またはハチミツ）入りの生姜《しょうが》紅茶、みそ汁の汁などで、水分、塩分、糖分さえ補給しておけば、むしろ回復が早くなります。

ちなみに、生姜（ginger）の辛味成分（ジンゲロン〈Zingerone〉、ジンゲロール〈gingerol〉、ショウガオール〈shogaol〉）は、「脳の血行をよくしてうつ気分をよくする」作用があります。

だからこそ、2000年も前から「気分の落ち込み、うつ、自律神経失調症」などに用いられてきた漢方薬の「半夏厚朴湯《はんげこうぼくとう》」は、「生姜」と「シソの葉（主成分のペリルアルデヒド〈perillaldehyde〉が脳の血行をよくする）」を主成分として作られているのでしょう。

国も認めた断食の効能

私が1980年代に数度訪れて教えを受けたモスクワのユーリー・ニコライエフ教授は、断食療法の大家でした。

教授はもともと精神科医です。

精神病が悪化する時、患者が「食べ物に毒が入っている」などと訴えて（もちろん被害妄想ですが）、食を拒むことがあるといいます。

普通の医者なら、患者に無理に食べさせたり、点滴したりするところです。しかし、ニコライエフ先生はこれを「病気を自然治癒させるための反応」ととらえ、患者の言う通り飲食物をなにも与えなかったといいます。

すると、患者はそのうち「水をくれ」「果物をくれ」「サラダをくれ」「スープをくれ」と日毎にだんだんと栄養のある食事を要求するようになりました。

そして、患者の言う通りに食事を与えたところ精神病が改善または治るケースもでてきたそうです。それで精神病のルーチンの治療法に「断食」を取り入れるようになったとのことでした。

すると、今度は精神病患者が合併症を起こすこともある糖尿病、痛風、高血圧などの身体の病気も精神病と並行して改善していくことがわかり、当時のソ連の医療省から「断食の効能」を認められるようになりました。その後、ニコライエフ先生は、心身の両疾患に断食療法を施す病院の院長に就任されました。

そんなニコライエフ先生の病院を訪れ、何回も断食に関する講義を受け、先生から種々の薫陶を受けたことも、私が断食療法に興味を持つ大きな契機となりました。

代謝アップのカギを握るのは、断食がもたらす排泄力

食べない（断食をする、空腹になる）と便の出が悪くなる、と一般的には思われているようです。

しかし、実は**「食べない」ことで、大・小便の排泄はむしろよくなります。**

「食べる」と飲食物の消化のために、胃や小腸に血液が集まります。

そのため、排泄臓器の大腸・直腸・腎臓・膀胱《ぼうこう》への血流は減少し、それらの臓器の力が低下して排泄が悪くなるのです。

逆に「食べない」と、胃や小腸への血流が少なくてよい分、排泄臓器への血流がよくなって、大・小便の排泄がよくなります。

口から入れた飲食物は、胃・小腸で消化されて血液へ吸収され、血流とともに全身60兆個の細胞にさまざまな栄養素を供給します。

細胞・組織・臓器の活動は、それらの栄養素を利用して行われることになります。

その活動の結果できた老廃物は、血液に集まって、腎臓や肺に運ばれて、尿や呼気として排泄されます。

この**「消化・吸収→栄養素の利用→排泄」という一連の作業が、いわゆる「代謝」**と呼ばれるものです。代謝が悪くなる時は最初に「排泄」の力が低下し、次に組織・臓器で栄養素を利用する力が低下します。

その結果、脂肪などが蓄積されることになり、肥満につながっていきます。

代謝のスタートとなる「消化・吸収」は衰えることが少ないので「代謝」が低下すると糖、脂肪、尿酸などが体内に蓄積して、高血糖（糖尿病）・高脂血症（から起こる動脈硬化、高血圧・脳梗塞・心筋梗塞などの血栓症）・高尿酸血症（痛風）などの「栄養過剰病＝食べすぎ病」が引き起こされます。

一方、**代謝のゴールとなる排泄（排便・排尿・発汗）**がよくなると、細胞・臓器での栄養素の利用も活発になります。すると、栄養過剰になりにくくなるので、食べすぎ病の予防につながります。

つまり「断食」によって排泄がよくなると、代謝そのものがよくなるわけです。

人体は空腹の時にこそ生命力を発揮する

人類３００万年の歴史は「空腹の歴史」です。

人類の歴史を振り返ると、地震、山火事、洪水、干ばつなどの天変地異により食料がない時代の方が圧倒的に長く、その中を人類は生き延びてきました。

なので、私たちの体は**「空腹」の時に健康を維持する方法を熟知**しています。

空腹になり、血糖が下がってくると、イライラ、動悸、失神、ひどくなると痙攣、昏睡などの問題が起こり、最終的には死にいたります。

この時、人体は、アドレナリン、ノルアドレナリン、グルカゴン、サイロキシン……等々10種類以上も存在する血糖上昇ホルモンを分泌して、血糖を上げようとします。

逆に、食べすぎて血糖が上昇した時には、血糖を下げるホルモンは「インスリン」たった1つしかありません。そして、高血糖が続くと、「食べすぎ病」の糖尿病を発症することになります。

こうした人体のメカニズムを踏まえると、人間は空腹の中で生き、空腹の時に生命と健康を保つ術があらかじめ人体に備わっていることがわかります。

人類３００万年の歴史で現代のような「飽食の時代」は他にはありません。

人体は過剰栄養をどう処理してよいかわからず、体内にため込み、高血糖（糖尿病）・高脂血症（動脈硬化、脂肪肝）・高血圧・血栓症（脳梗塞・心筋梗塞）・痛風などの「食べすぎ病」でもがき苦しんでいる、と言っても過言ではないでしょう。

つまり、**「食べすぎ」が人体の抗病力・生命力を低下させている**わけです。

鹿児島で養殖したエスカルゴやウナギをトラックで東京に運ぶ時、**餌を与えると全体の数パーセントが死ぬ**といいます。

しかし、水だけ与えて輸送すると死ぬケースは皆無だそうです。

釧路や鹿児島県の出水《いずみ》など鶴の飛来地では、春になりシベリアへ帰っていく鶴を写真やビデオに撮ろうとマニアの人たちが今か今かとその瞬間を待っている、という情景がよくＴＶで映されています。しかし、専門家は鶴が飛ぶか飛ばないかはすぐわかると言います。

ドジョウなどの餌をたくさん食べた次の日は、絶対に飛ばない。

反対に、ごく少量か、食べなかった次の日に飛び立つそうです。

食べると、消化のために胃腸に血液が集まり、肝心の翼を動かす筋肉の方への血流が悪くなるので飛べないのです。

それだけではなくて、満腹の時は生命力が弱くなり、空腹の時に生命力が強くなるという理由もあります。

２０１８（平成30）年の正月、元大関の小錦さんが私の経営する伊豆の人参ジュース断食の保養所に来られ、15日間の滞在で15kgも減量して帰られました。15kgといってもチェック・インの時が１９０kgでしたが……。

ご滞在中の小錦さんに、私は「力士は朝食を食べないそうですね」と尋ねました。

すると小錦さんはこうおっしゃいました。

「食べると力が入らないし、それでも食べて相撲を続けると、吐くか下痢をする……」

食べて、消化のために胃や小腸に血液が集まると、力を出すべき四肢《しし》の筋肉への血液が少なくなるからなのでしょう。

力士は早朝から2～3時間猛稽古をします。

「食べたら力が出ない」し、**「食べない方が力が出る」**からです。

なので、世間で言われるような「朝食を食べないと体に悪い。午前中の活動に差しさわりがある」という考えは大変な間違いであることがこのことでもわかります。

ところで、屋久島には樹齢３０００年の杉があります。

なぜ、そんなに〝長寿〟なのかを当地の専門家に尋ねてみると「屋久島は花崗岩《かこうがん》に被われた島で、土がやせていて、栄養分が少ないため、杉の種子が根付くと生命力が強くなるので、３０００年もの間、生き続けたのでしょう」とのことでした。

また、２０１６（平成28）年5月28日から6月3日にかけての約1週間、北海道で7歳の少年が森の中で行方不明になる事件がありました。

警察や消防などにより大がかりな捜索が行われましたが見つからず、専門家は「72時間（3日間）が生死のクリティカル・ポイント（臨界点）。それ以降の生存の可能性は極めて低い」などと言っていました。

しかし、少年は1週間後に自衛隊の施設で元気な姿で発見されました。**水だけで1週間過ごしていたといいます。**

さらに、２０１８年8月には山口県で12日午前から行方がわからなくなっていた男の子（2歳になったばかり）が15日午前6時頃、現場近くの山中で捜索ボランティアの男性によって3日ぶりに発見されるという奇跡的な出来事もありました。

山の中はマムシや猪が出没し危険な場所です。

少年は蚊にも随分刺されていたようですが、本能的に沢に流れる水を飲むだけで生き延びたようです。

人間の生命力、空腹時の生命力は、かくの如く強靭《きょうじん》なのです。体の中の細胞の遺伝子には、空腹の時に生命を保つ術が刻印されているのですから。

なぜ貧しい国ほど子供がたくさん生まれるのか

今、日本のカップルの6組に1組が不妊に悩んでいるといいます。

子宝を授かるまでに要した不妊治療費が「ベンツ一台分」「マンションを買えるくらい」という方もいらっしゃいます。

西洋医学では不妊の原因を男性側、女性側から種々研究されていますが、不妊の最大の原因は「原因不明」なのだそうです。

ところで、１９４７〜４９年生まれの方々は「団塊の世代」と呼ばれます。

１９４８（昭和23）年生まれの私もまさにそれに属します。

同年代の子供が多すぎたため、小学校、中学校の時は、１クラス55〜60人が普通で、中学の時は1学年に13クラス、約８００人もいました。

１９４５（昭和20）年は第二次大戦の終戦の年です。

敗戦国の日本は、ほぼ全土が焼野原となりました。芋や雑炊を食べられる人はいい方で、ほとんどの人が飢えと空腹に苦しんでいました。

そんな状態の中でも、子供だけはたくさん生まれたのです。

今でも食物が不足している南アジアやアフリカなどの一部の地域では、子供たちがたくさん生まれています。

逆に、日本をはじめ先進国では、不妊や少子化が社会問題になっています。

なぜでしょうか？

動物は、その個体が「空腹」「栄養不良」に陥って、生命に危機が迫ると「子孫だけは残しておこう」という本能が働き、生殖力が高まるのです。

逆に、飽食により個体が栄養過剰に陥ると、生殖力が減弱します。

オットセイは雄1匹で数十頭の雌を従える「一夫多妻」ですが、生殖・交尾期間中の雄は、何も口にせずほぼ断食状態にあるといいます。

バイアグラという勃起薬は陰茎（ペニス）への血流をよくして、勃起を促す薬です。

中年以降の精力が低下してきた紳士の中には「食べた後、とくに食べすぎた後の勃起力が著しく弱くなる」と嘆く人が少なくありません。食べすぎると、消化するために血液が胃や小腸に集まり、陰茎への血流が少なくなるからでしょう。

逆に空腹になる（断食をする）と、胃腸に血液を集める必要がないため、陰茎への血流がよくなり勃起力が高まります。

人参・リンゴジュース断食で健康を増進する伊豆高原の施設は、別に〝不妊治療〟を目的に経営しているわけではありません。

しかし、この35年間で40人以上の女性たち、それも「自然妊娠は絶対無理」と医者に宣告された女性たちが無事に妊娠・出産されています。

最高齢は、48歳の女性、しかも初産です。

今年2019（平成31）年の正月にも「人参ジュース断食のおかげで妊娠できました」という内容の年賀状を2人の45歳の女性からいただきました。

私があちこちで行う健康講演ではこれを言うといつも哄笑が起こります。

「人参ジュースは妊娠ジュースです！」

半世紀以上も前から指摘されていた「断食と若返り」の関係

養鶏場の鶏は卵を産み始めて1年半もすると老鶏になり、卵をあまり産まなくなります。

そうなると昔は廃鶏《はいけい》（殺処分）にしていたそうです。

しかし、近年ではこうした老鶏に15日間の水断食をさせるといいます。

すると、水断食した鶏は羽毛が抜けて裸になり、その後新しい羽毛が生えてくるそうです。

そして、目も輝き、トサカも美しくなって、また1年半くらいは卵を産むとのこと。

これを養鶏学の用語で「強制換羽」と言います。

この若返り効果は先に紹介したサーチュイン（sirtuin：長寿）遺伝子の活性化やのちほど紹介するデトックス（detox）効果、オートファジー（autophagy）などによってもたらされると思われます。

この「断食と若返り」の関係については、半世紀以上も前から欧米の文献に散見されます。

イギリスの生物学者ハクスリーは「ミミズを飼育して繁殖させる実験において、1匹だけ隔離して周期的に断食させたら、他のミミズと比べて19世代分も長生きした」と発表しています。

また、アメリカのシカゴ大学の教授だったC・M・チャイルド博士は「ある種の昆虫では十分な食物を与えると、3～4週間で生命が終わる。しかし食物をかなり減らすか、断食を強いられた昆虫は、その活動性と若さを、少なくとも3年くらい保ち続ける」と述べています。

さらに、アメリカのカリフォルニアで断食病院を経営し、5万人の人々の病気を改善させたハーバード・シェルトン博士は「(断食により)皮膚は若々しくなり、色ツヤがよくなる。この皮膚の若返りは、表面的には見えないが、体全体の若返りの表れである」と喝破しています。

最近の例だと、アメリカのボルチモアにある国立老化研究所のマーク・マットソン博士がマウス（ネズミ）を3群に分けて次のような実験しました。

・A群……好きなだけ食べさせる

・B群……摂取カロリーを60％に抑える
・C群……1日おきに好きなだけ食べさせて、翌日は断食させる

その結果、A群が最も病気が多く短命で、B群は、A群よりずっと健康で長生きしました。しかし、B群よりC群のほうがさらに健康で、毛にはツヤがあり、動きも若々しく、寿命も長かったのです。

老化による脳の損傷も少なく、アルツハイマー病やパーキンソン病もなかったといいます。

この実験結果から、シェルトン博士は、

「断食が脳をはじめ、体のあらゆる細胞の酸化による損傷を抑え、数々の病気や老化を防ぐ」

と結論づけています。

空腹が免疫力を上げる仕組み

免疫力という言葉は文字通り「疫（病気）を免れる力」のことであり、その働きの中心を担っているのが白血球です。白血球は血液1㎜^{3}中に5000〜9000個存在し、図表5のようにいくつかの種類があります。

30億年前に海の中に誕生したアメーバ様の単細胞生物が分化・分裂・増殖して、やがて多細胞生物になり、魚類→両生類→爬虫類《はちゅうるい》→鳥類→哺乳類と進化しました。その頂点に我々人類がいます。

始原生命（アメーバ様の単細胞生物）が原形を留めたまま、血液という海（血潮）の中を泳いでいるものが白血球といってよいでしょう。

アメリカのオレゴン健康大学のN・ズーキック博士らは、

「18年間、30％のカロリー制限を行った〝空腹のアカゲザル〟は、普通食を与えられたアカゲザルに比べて年をとってもT細胞（リンパ球の一種）が高く、病気になりにくい」と発表しています。

最近は、免疫力の指標として、T細胞やB細胞などのリンパ球の働きがよく話題になります。しかし白血球の親玉（原始細胞）は、マクロファージです。

図表5　白血球の種類

白血球の構成		働き
顆粒球 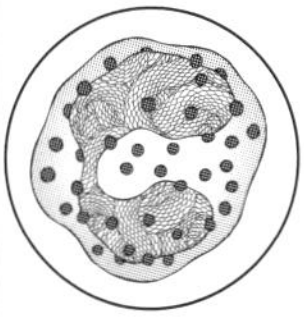 （約60%）	好中球	細菌の貪食・殺菌、血液中の老廃物の処理
	好酸球	5%以下。アレルギー反応の原因物質のヒスタミンを中和し、アレルギー疾患の治療を促進
	好塩基球	2%以下。ヘパリンを放出して血栓を防いだり脂肪を低下させる
リンパ球 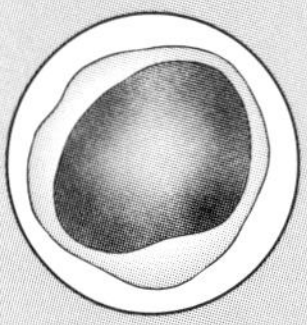 （約30%）	B細胞	抗体（免疫グロブリン）を作って、ミサイルのように病原菌その他の抗原に向かって発射・攻撃
	ヘルパーT細胞	免疫システムの司令塔。キラーT細胞の成長を助けたり、B細胞に抗体の産生を命令
	キラーT細胞	ウイルスに感染した細胞を直接攻撃
	NK細胞	マクロファージと似た働きをする。とくにガン細胞の攻撃
	サプレッサーT細胞	免疫細胞が外敵を全滅させるとキラーT細胞やB細胞にそれを知らせ、戦争を終結させる
マクロファージ 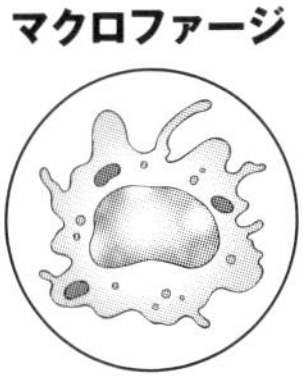 （約5%）		体内に侵入したほこり、死滅した細胞、血管内壁のコレステロールなど、なんでも食べるスカベンジャー（掃除屋）。血液内以外にも、肺・脳・肝臓・腸などに存在。サイトカイン（白血球生理活性物質）を放出してガン細胞を攻撃。抗原（病原菌など）を完全に破壊できなかった場合、ヘルパーT細胞に、緊急事態を知らせ、免疫システムの奮起を促す。

そして、マクロファージ・好中球のバイ菌や老廃物、ガン細胞などの異物を貪食する力こそが、免疫力の基本の基本です。

円形〜楕円《だえん》形をした白血球（直径7〜20μ）は、体外からバイ菌やアレルゲンなどの有害物が侵入したり、体内で老廃物やガン細胞が発生すると、自分の体の形を変えて（偽足を作って）こうした有害物を取り込み（貪食）、殺菌・消化・処理します。

私たちが満腹の時は、血液中に糖・タンパク・脂肪・ビタミン・ミネラル類などが存分に存在しているため、それを食べる白血球も満腹状態です。

なので、外来のバイ菌、アレルゲン、体内で発生したガン細胞などの有害物を食べようとはしません。つまり、**満腹の時は、免疫力が低下する**のです。

逆に我々が空腹の時は、血液中も栄養素が不足しているので、白血球も「空腹」になります。

なので、バイ菌、アレルゲン、ガン細胞、老廃物などを、それこそ「貪《むさぼ》り食う」わけです。

つまり、**免疫力は空腹の時に旺盛**になります。

我々動物が病気や怪我をすると食欲がなくなるのは、白血球を「空腹」にさせて「貪食力≒免疫力」を強くしようとするメカニズムが働くからです。

本当に神様が用意してくれたとしか思えないほど、よくできた仕組みです。

それにもかかわらず、一般の方はともかく、医師たちまでもが病気で食欲のない患者に「体力をつける必要があるから、無理にでも食べるように」と食べることを強要します。

そして、それでも食べられない時は、点滴によって栄養を補給しようとします。

図表6　白血球は体を守る

細菌・ウイルス

↓ **体内に侵入**

マクロファージ・好中球が細菌・ウイルスを貪食・殺菌
NK細胞が細菌・ウイルスに感染した細胞を殺傷

↓ **細菌・ウイルスが強い場合**

マクロファージがヘルパーT細胞にSOS

↓

ヘルパーT細胞
B細胞に抗体（免疫グロブリン）を作るよう指示。
キラーT細胞を出動させて細菌・ウイルスを攻撃

↓

抗体が細菌・ウイルスを追撃

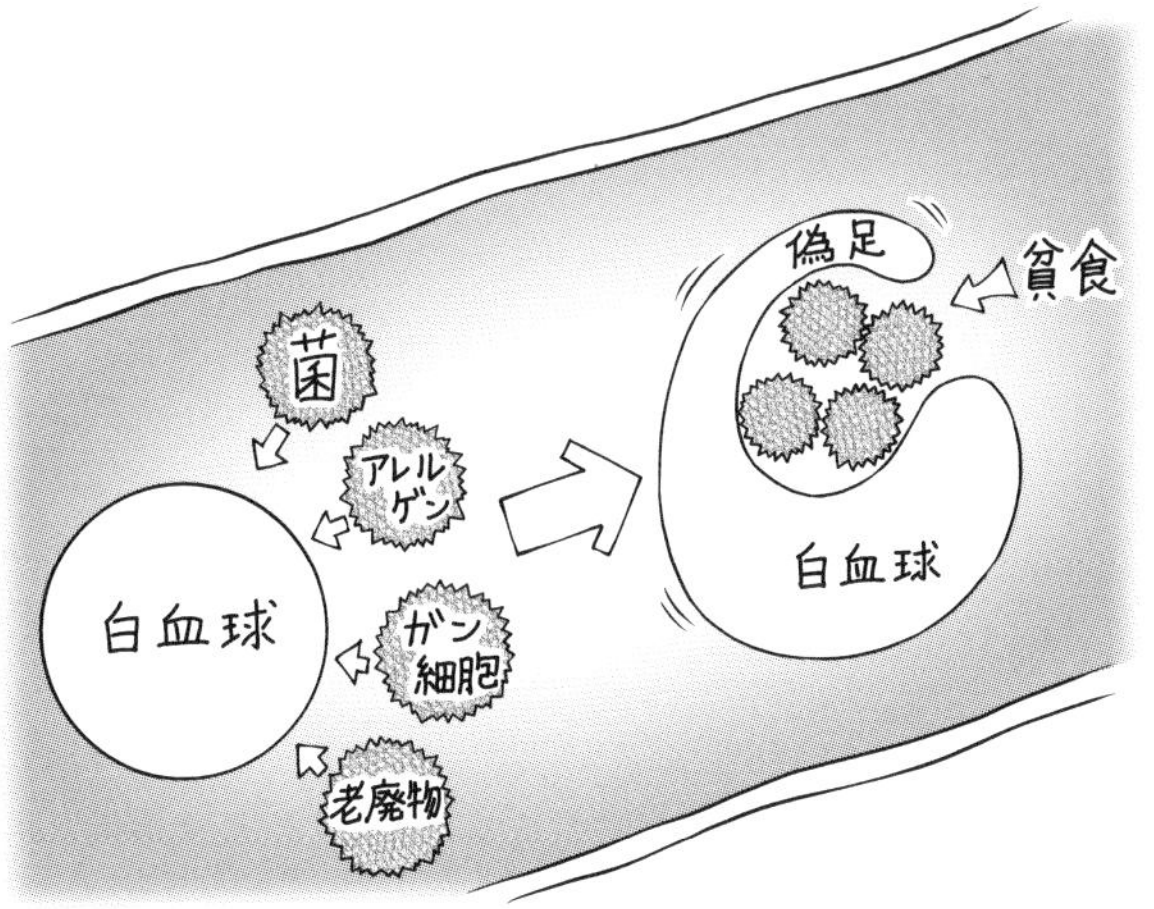

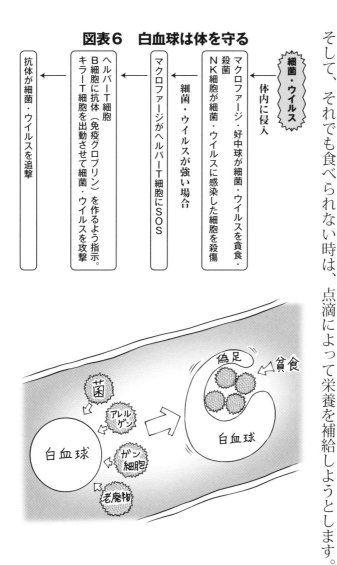

これではせっかく病気を治そうとしている自然治癒力（免疫力）に水を差してしまうことになるのです。

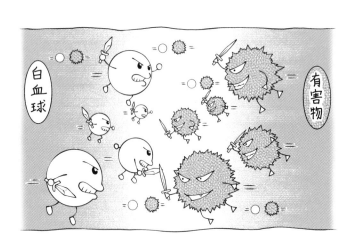

食べたくない時は、「食べない」が正解

食欲不振が体の防衛反応であることは医学的にも明らかにされています。

アメリカのミネソタ大学医学部の教授だったM・J・マレイ博士が、1975年に世界的に権威のあるイギリスの医学誌『Lancet』にある論文を発表しました。

以下、要点だけ紹介します。

「飢饉《ききん》に苦しんでいたサハラ砂漠の遊牧民に食料を与えたところ、しばらくしてマラリアが発生した」

「エチオピアのソマリア遊牧民にも飢餓の時、食料が供給されると、マラリア、ブルセロージス、結核などの感染症が起こってきた」

「中世時代のイギリスで発生した痘瘡は貧しい人々より金持ちの人々のほうが多発した」

「第一次大戦中に蔓延したインフルエンザはの死亡率は、十分に栄養が行きわたっている人々が最大だった」

「第二次大戦中、ある過密状態にあったキャンプにおいて、低栄養状態におかれた人々がハシカやチフスに対して最低の罹患率を呈した」

「1830年代に、E・チャドウィックがイギリスの刑務所で行った調査では、

・十分に栄養を与えられた囚人　：感染症の罹患率23％・死亡率0・4％

・十分に栄養が与えられなかった囚人：感染症の罹患率3％・死亡率0・16％

だった」

「インドでは乾期になり、草がなくなると家畜の餌が少なくなり家畜はやせ細るが、伝染病の罹患率は最低になる。モンスーンの季節になり草が茂り、それを食べて太ってくる家畜の伝染病の罹患率は急激に増える」

これらの事象から、マレイ博士は、

「我々が食べる食物中の栄養素は、我々の体の維持よりも病原菌の分裂・増殖のほうに利用されるのだろう」

と推論しました。

そして、この推論を証明するため、博士は次のような実験を行いました。

ネズミ100匹を4群に分ける実験です。

チューブを胃に入れて無理に食べさせる群（Ⅰ群）と感染していないネズミを自由に食べさせる群（Ⅱ群）に。腹腔内に病原菌を入れて感染を起こさせたネズミを自由に食べさせる群（Ⅲ群）とチューブを胃に入れて無理に食べさせる群（Ⅳ群）の4つに分けます。

図表7　マレイ博士のネズミの実験

	処置の内容	死亡率	平均生存日数
Ⅰ群（10匹）	●感染していないネズミ ●毎朝２ｇの餌を胃チューブで食べさせる その他の時は自由に食べさせる	0％	
Ⅱ群（30匹）	●感染していないネズミ ●自由に食べさせる ●毎朝、胃チューブを入れるが、餌は何も入れない ●0.85％の食塩水を 0.2ml 腹腔に注射	0％	
Ⅲ群（30匹）	●腹腔内に、L.Monocytogenesという病原菌を0.85％の食塩水0.2mlに溶いて、腹腔内に注射し、感染を起こさせる ●自由に食べさせる ●毎朝、胃チューブを入れるか、餌は何も入れない	43%	8.7 日
Ⅳ群（30匹）	●腹腔内に、Ⅲ群と同じ病原菌を注射し、感染を起こさせる ●自由に食べさせる ●さらに、胃チューブを入れて、強制的に餌を食べさせる	93%	3.9 日

この実験結果から感染症（肺炎、膀胱炎、胆のう炎など）にかかった時に、食欲がないのに無理に食べさせると「病気の悪化＝死亡率の上昇」を招くリスクが上がることがわかりました。

マレイ博士はこうも述べています。

「感染症にかかった時には食欲不振に陥るが、食欲不振は自分の体の防御反応に重要な役割を果たしている」

食欲がわかない時でも、なんとなくのイメージで「やっぱり体のためを思うと、何か食べておいたほうがいいんだろうか……」と悩む方は多いかと思いますが、ここまで読めば答えははっきりしているでしょう。

食べたくない時は「食べない」のが正解なのです。

食欲がないのに無理に食べるという「不自然」な行為は、さまざまなリスクにつながるのです。

断食で得られるデトックス効果

デトックス（detox）とはトキシン（toxin：毒）を外へ出す（de-）、という意味です。

数日間の断食を経験された方には、2日目あたりから、

・日を追うごとに吐く息が臭くなる。
・目ヤニや痰が多くなる。
・鼻づまり、鼻汁が出る。
・発疹が出る（人もいる）。
・尿の色が濃くなる。
・舌の上に黄～茶の苔（舌苔）が生じる。
・女性は帯下《たいげ》（おりもの）が見られる（こともある）。

などの排泄現象のオンパレードになります。

人体には「吸収は排泄を阻害する」という生理上の鉄則があります。

それは先にも述べましたが、食べれば食べるほど、消化・吸収のために血液は胃や小腸に集まり、排泄臓器の大腸・直腸・腎臓・膀胱への血流が少なくなり、大・小便などの排泄現象が減弱する、という意味です。

そして、「逆もまた真なり」で、空腹・断食により、胃や小腸へ血液を集める必要がなくなると、排泄臓器への血流が旺盛になり、排泄が促進されるということもすでに述べました。

それだけでなく、実は涙腺《るいせん》・肺・気管支・鼻粘膜・汗腺・皮脂腺・子宮・膣《ちつ》などへの血流もよくなり、それらに関連する排泄現象も促進されるのです。

俗に言う「目糞《めくそ》、鼻糞、糞、小便、汗……」などの排泄物の中で、糞（大便）以外は、血液の中の汚れ（老廃物）が分泌・排泄されたものです。

よって、こうした排泄物が増えるということは、血液が浄化され、体内がどんどんきれいになっていると言えます。いわゆるデトックスがなされているわけです。

ノーベル生理学・医学賞受賞のフランスの生物学者アレクシス・カレルは断食とデトックスの関係について、こう言っています。

「断食こそ、我々の器官と体液を浄化し、組織と精神に著しい変化を与え得るものだ」

断食が促進するオートリシス（自己融解）とは？

19世紀のロシアの病理・生物学者パシュケンは「空腹時には、より弱い器官を犠牲にして、より強い器官が生きていく」という説を立てました。

そしてその仮説に基づいて、断食する（空腹になる）と、

①体内の老廃物や余分な脂肪が、生命にとって必須の臓器（脳・心臓・肺・内分泌腺・肝臓・造血器官など）に優先的に利用される。

↓

②病変のある組織、腫瘍《しゅよう》、水腫、浮腫、炎症といった、本来健康体には存在しない異質の組織（病気）からタンパク質を利用する。

↓

③タンパク質が利用されることによって、これらの病変が消失する。

という現象が順番に起こることを明らかにしました。

この現象は、オートリシス（autolisys：自己融解）と呼ばれています。

オートリシスこそ断食による自然治癒力のメカニズムの1つです。

しかも、断食中は、よほどの長期にわたらない限り「正常組織」「重要臓器」の融解は行われないことがわかっています。

空腹時に胃から分泌される「グレリン」の驚くべき力

「空腹」になると、胃のA様細胞（A like cell：すい臓のランゲルハンス島A細胞に似ている）からグレリン（ghrelin）という消化管ホルモンが分泌されます。

グレリンは、寒川《かんがわ》賢治博士（国立循環器病研究センター）や児島将康博士（久留米大教授）らが発見し、純粋な形で取り出すことに成功しました。

グレリンの働きは、

（1）胃腸の働きを促進する。

①食欲の増進

②消化管の働きの活発化

③胃粘膜の保護作用

（2）炎症を抑える。

（3）心臓の働きをよくする。
（4）自律神経の働きを調整する。
（5）ストレスに対抗する。
（6）脳の海馬（記憶中枢）の働きをよくして、記憶力の増強、ボケを防ぐ。

など多岐にわたります。

つまり、断食をする（空腹になる）ことでグレリンの働きによるこれらの恩恵にあずかれるというわけです。

こうして詳しく見ていくと、単純に「断食をすると若返る、ストレスに強くなる、病気になりにくくなる」といっても、それらの「結果」はさまざまな「要因」が折り重なってもたらされることがわかっていただけたかと思います。

飢餓状態でスイッチが入るオートファジー(自食作用)とは?

２０１６年10月、大隅良典《おおすみよしのり》博士がノーベル生理学・医学賞を授与されました。

その受賞理由は「栄養を失って飢餓状態に陥った細胞が、生き延びるために自らを食べる〝自食作用〟オートファジー（autophasy）」の解明です。

オートファジーの働きには、

①細胞内の栄養の再利用

②細胞内の不要物を分解して掃除する「浄化」作用

③細胞内に入り込んだウイルスなどの病原体や有害物質を分解して細胞を守る「防御」作用

があり、細胞が栄養不足で飢餓状態に陥る時に、そのスイッチが入ります。

よって、飢餓状態（極端な空腹）の時には、人体を構成する60兆個の細胞一つ一つの中で、有害物質や病原体が分解処理され、古いタンパクが壊されて新しいタンパクが作られ、細胞が生まれ変わります。

つまり、「60兆個の細胞の総和である人体も若々しく生まれ変わる」ということです。

この研究成果は、肝炎ウイルス、子宮頸ガンウイルス、エイズウイルス等々のウイルスも「空腹」によって、細胞内で分解処理されうる、ということを示唆《しさ》しています。

空腹になるとガン細胞が自殺していく!?

1975（昭和50）年時点のガン死者数と医師数は、同数の約13万人でした。

そして、今や医師数は32万人と増加し、この40年間でガンに関する研究や治療法は格段に進歩した……とされているのに、2018（平成30）年のガン死者数は38万人と激増しています。

1960年代に、ドイツのガン学者イセルス博士は、動物実験の結果、

「食べたいだけの量の食物を与えられて育ったネズミは、2日おきに断食させられたネズミよりも自然発生するガンが5・3倍も高い」

と発表しています。

また、カリフォルニア大学、バークレー校のマーク・ヘラースタイン博士は、

「断食すると体内の細胞に抗ガン効果をもたらす」

「1日おきにネズミを断食させたところ、体細胞の分裂する速度が確実に減る」

「細胞分裂自体が遅くなれば、ガン発生の危険性を減らすことができる」ことを実験で証明し、さらに、

「成長ホルモンやインスリン（たくさん食べるほど、すい臓のβ《ベータ》‐細胞より分泌される）のような〝細胞の成長を促す〟ホルモンは、大食すると分泌が盛んになり、ガン細胞の増殖のプロセスに深くかかわる」

と述べています。

これを踏まえると、日本人の死因のダントツ1位のガンは「食べすぎ病」と言っても過言ではありません。

日本でも大阪府立大学農学部の中野長久教授らが、150匹のマウスを50匹ずつ

（1）食事制限なし
（2）食事を80％程度に制限する
（3）食事を60％程度に制限する

の3つのグループに分けて飼育する実験をしました。

5週目にすべてのマウスの腹部にガン細胞を注入したところ、

（1）（2）のグループ……ガン細胞注入後2～3週間で腹部に平均約11gの腫瘍ができ、

４週目にはほとんどのマウスが死亡。
（３）のグループ……ガン細胞注入後２〜３週間で約７gの腫瘍ができたが、ほとんどのマウスが７週間目まで生存した。

という結果が得られました。

さらに、ニューヨークのマウントサイナイ医大のグロス教授は、

「ある量の放射線を満腹ネズミに照射したところ、１００％のネズミが発ガンしたのに対し、腹五分程度の空腹ネズミに同量の放射線を照射しても、わずか０・７％しか発ガンしなかった」

という実験結果を発表しています。

アメリカのエモリー大学病院のＳ・ハイムスフィールド博士が「平均年齢50歳で同じ程度の進行ガン患者を無作為に抽出して、

Ａ群（50人）……病院の普通食
Ｂ群（50人）……特別の栄養素を存分に入れたスープを加えた栄養食

を与えたところ、

Ａ群の平均生存日数＝３００日

B群の平均生存日数＝75日

という結果になったことを発表しました。

ガンは別名、悪性新生物（malignant neoplasm）と言われます。「生物＝生きもの」なのだから、成長・増殖するためには栄養が必要なのです。

よって、食べすぎるとガン細胞の増殖を促すことになります。

我々の体の中では、実は毎日約５０００個のガン細胞が発生しています。

それを固まり（ガン腫）にしないように、ガン細胞を攻撃してくれているのが、白血球のＮＫ細胞やマクロファージです。

しかし、小さいガン腫ができた時でも「空腹（断食）や発熱により、ガン細胞は自殺する」と言われています。

この「ガン細胞の自殺」を、医学用語でアポトーシス（Apotosis）と言います。

つまり、空腹（断食）によってこのアポトーシスを促すことができるというわけです。

ガン患者が食欲不振に陥るのは、ガン細胞の増殖を抑えて、少しでも延命をはかろうとする「本能の反応」に他ならないといえます。

満腹の後の体のだるさの原因は？

人体を構成する60兆個の細胞と、それが集まってできる組織・器官・臓器は、血液が運んでくる酸素・水・栄養素・ホルモン・免疫物質などを受け取って活動しています。なので、細胞から臓器にいたるまで、血液の流れが悪い所の働きは低下し、病気にかかりやすくなります。

たとえばお腹を手の平で触ってみて、図表8の①～③の場所を「冷たい」と感じた場合、以下のような病気にかかりやすいおそれがあります。

①心窩部《しんかぶ》（胃のある所）が冷たい……胃（炎、潰瘍、ガン）

図表8　手の平で触ってみる

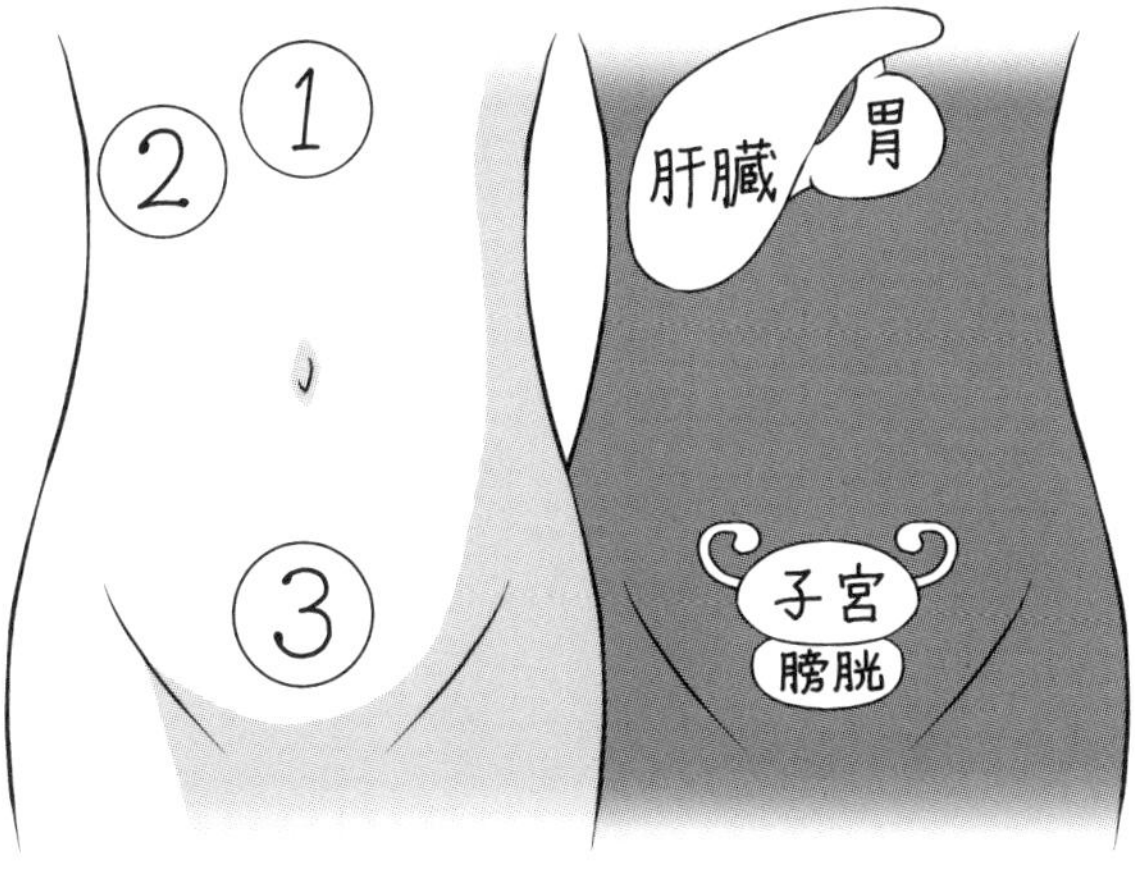

②右季肋部《みぎきろくぶ》（肝臓のある所）が冷たい……肝炎、脂肪肝、肝臓ガン

③下腹部（子宮、卵巣、膀胱のある所）が冷たい……生理不順、子宮筋腫、卵巣のう腫やガン、膀胱炎

こうした病気は「入浴、サウナ、運動で体を温める」また「生姜湿布などで患部を温める」と治癒が促進されます。満腹の後に「眠くなる」、「体がだるくなる」のは、消化するために胃や小腸に血液が集まり、脳や手足の筋肉への血流が少なくなるからです。なので、始終何かを食べている人ほど、よく体のだるさを訴えます。

逆に、少食にしたり、1日のうちで空腹の時間をなるべく多く作るようにしたりすると、その間は胃腸に血液を集める必要はなくなります。

すると、血液は脳・心臓・肺・腎臓などのあらゆる臓器や手足の筋肉へ潤沢に巡っていきます。その結果、だるさを感じなくてすむどころか、心身ともに爽やかになります。

突然死した人の周りの方々に、亡くなった人の直前の食事を尋ねると「食べすぎていた」という答えが返ってくることが多々あります。食べすぎると、胃腸に血液が集まり、脳や心臓（の筋肉へ栄養を送る冠動脈）への血流が悪くなります。その結果、それらの臓器の働きや防御力が低下して、こうした突然死に結びつくことがあるわけです。

断食で朝スッキリ目覚める

人体の60兆個の細胞と臓器は、私たちが眠っている間に、昼間に活動することでたまった老廃物を処理・排泄し、傷ついた箇所を修復し、古いタンパク質を壊して、新しいタンパク質を合成する……などといった、体の修理・再生作業をしてくれています。

食べすぎると、胃や小腸は夜間になっても消化活動に追われることになります。すると、胃腸以外の細胞には、その修復・再生に必要な血液が十分に廻ってこなくなります。その結果、胃腸も含めて、人体のあらゆる細胞・臓器が疲労を残したまま朝を迎えることになります。

逆に「空腹」や「断食」により、胃・小腸への血流がほとんど必要でなくなると、他の細胞・臓器への血流が促進されます。すると、疲労物質の除去、細胞の修復・再生がスムーズに行われ、深い睡眠とスッキリした目覚めが得られるようになります。

私は毎週月曜日には、朝・昼・夕を人参・リンゴで作った生ジュースをコップ3杯ずつ飲み、途中で空腹を感じたら黒糖入りの生姜湯を飲む、という「1日断食」をここ5〜6年続けています。

つまり、年間50日以上「ジュース断食」していることになります。

断食した夜は、体ごと布団に沈み込んだのではないかと思うくらいの**深い眠りに就く**ことができて、翌日の火曜日の朝は心身ともに爽快この上ありません。

そして、不思議なことに断食の日にバーベルやダンベルを使ったウエイトトレーニングを行っても、翌日の筋肉痛がまったくないのです。

その理由がおわかりになるでしょうか？

食事をする普通の日にウエイトトレーニング（ちなみに、今もベンチプレス90kg、スクワット120kgくらいの挙上は可能です）を行うと、血液は消化のために胃や小腸に集まり、また負荷がかかった筋肉へも血液を運ぶ必要があります。

なので、ウエイトトレーニングで傷んだ筋肉細胞への血流が十分でなくなり、その修復が十分にできなくなるわけです。

しかし、断食の日にウエイトトレーニングをやると、血液は胃腸へはほとんど供給されず潤沢に筋肉へ巡ってくるので、傷んだ筋肉の回復が早くなるのです。

すでに糖尿病の患者さんは断食に要注意!!

終戦（1945年）以降の数年間は、日本には糖尿病患者が数百人しかいなかったといわれています。糖尿病を研究する医師が、患者を探すのにひと苦労した、というエピソードがあるくらいでした。

それが今や、**予備群を含めて2000万人の人が「糖尿病」**にかかっています。

血糖の40％は筋肉で消費されるのですから、糖尿病の原因は「食べすぎ」と「筋肉労働・運動の不足」以外の何物でもありません。

糖尿病患者が「朝は食欲がないので、食べたくない」と訴えると「糖尿病の薬を服用するために無理してでも食べなさい」などと医師は言います。

これでは本末転倒です。

とはいえ、糖尿病を患った人が薬やインスリンで医学的治療を受けている場合は、私が実践しているようなジュース断食（1食、2食、3食の断食）をしてはいけません。

食べない（空腹の状態）で血糖降下剤を服用する（またはインスリンを打つ）と、血糖が下がりすぎて低血糖発作（イライラ、ドキドキ、冷や汗、ひどくなると痙攣、昏睡）が起きて危険だからです。

こうした医学的治療を受けている人は、よく噛んで腹八分以下を守り、ウォーキングをはじめとする筋肉運動をしっかり行って、血糖とHbA1c（2～3カ月の血糖の平均をみる検査）の値を下げましょう。

その上で、薬（注射）を徐々に減らしてもらうよう主治医に訴えるしかありません。

しかし、まだ治療が始まっていない高血糖やHbA1c（正常値3・8～6・2）のやや高値を指摘されている糖尿病予備軍の人は、のちほど紹介する「朝だけ断食」を試されてみるとよいでしょう。

HbA1cが1～2カ月で「1・0～2・0」くらい下がる人はザラにいます。

私のクリニックを受診されて「朝だけ断食」を実行され、糖尿病予備軍から正常な状態に戻った人は枚挙にいとまがありません。その中には、お医者さんも含まれています。

さて、ここまでさまざまな「空腹の力」をご紹介してきましたが、いかがでしょうか。

早くそれを手に入れたい（＝断食に挑戦してみたい！）と思われる方も、たくさんいらっしゃると思います。

ここでご紹介したような医学的な知識や断食への理解もなく、いきなり「断食をやってみたら」と他人に勧められても、きっとそんな気分にはならないことでしょう。

では、次章からはいよいよ断食の具体的なやり方をみていきましょう。

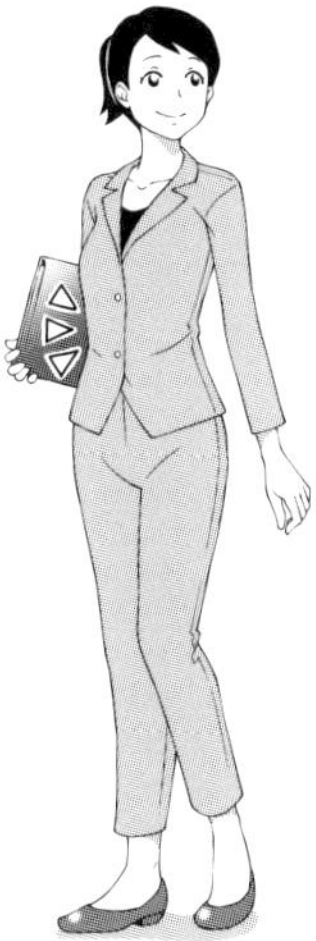

第三章

誰でもできる石原式断食法

1食抜いても問題なし!

さて、ここからはみなさんにぜひ試していただきたい断食の実践編です。

とはいえ、1日3食をよく噛んで、腹八分目だけ食べ、運動・労働で十分に体を動かし、現在心身ともに健康で、健康診断等でもまったく異常のない方に関しては無理に断食を試みる必要はないと思います。

そのような方はこれまで通り、自分に合った食生活を続けられるとよいでしょう。

繰り返しになりますが、断食といっても大げさに考える必要はありません。

自分にとって無理のない範囲で、できるだけ長く空腹状態をキープするだけで十分です。

その第一歩として私がいつもお勧めしているやり方があります。

それは、**朝食を抜いてみる**ことです。

はっきり言って、朝から食欲のない人は朝食を食べる必要などまったくありません。

また、朝から食欲があったとしても、現在「メタボ」をはじめ種々の病気で悩んでいる方は、一度思い切って朝食を抜いてみてください。

現代の日本人は「食べすぎ＝腹十二分」の方が大半です。

だからこそ、ガンや糖尿病、高血圧、痛風、脳卒中、心筋梗塞、不妊などの病気や体調不良に悩まされているのです。

朝食を抜けば、

腹十二分（3食）－腹四分（1食：朝食）＝腹八分

でちょうどよくなります。

もちろん、昼食を抜いても夕食を抜いてもかまわないのですが、これまでさまざまな方々を診てきた経験からいうと、「朝食を抜く」のが最も断食生活を継続しやすい（ハードルが低い）と思います。

朝食代わりに人参・リンゴジュース

私がとくに朝食抜きをお勧めするのには、ちゃんとした理由があります。

というのも、**朝は「吐く息が臭い」「目ヤニが多い」「鼻がつまる」「尿の色が濃い」など、排泄現象が活発な時間帯**だからです。つまり、体ががんばって血をきれいにしている（血の汚れを排泄している）ということです。

寝ている時は誰もが「断食」をしています。

だから朝起きた時は排泄現象が活発なのです。

ご存じの通り、朝食は英語でブレックファスト（Breakfast）と言います。

これはFast（断食する）をBreak（やめる）という意味です。

せっかく寝ながら「断食」し続けてきたのですから、それを利用してもう少し（昼食までの数時間）だけ「断食」を継続しない手はありません。

朝食を抜く代わりにぜひとも飲んでいただきたいのが、人参・リンゴジュースです。

私は1979（昭和54）年、スイスのビルヒャー・ベンナー病院でこの人参・リンゴジュース療法を学んできました。

ベンナー病院は1897年にビルヒャー・ベンナー博士という方が開設された病院です。ヨーロッパをはじめ世界中から集まってくる難病・奇病の患者を、食事療法を中心とする自然治癒療法で治療していました。

肉・卵・牛乳・バターなどは一切使用されず、動物性の食物はヨーグルトだけ。他に黒パン・ジャガ芋・ナッツ・生野菜・果物・ハチミツ・岩塩など自然の素材を用いて調理したメニューを提供していました。

そこで毎朝必ず飲まないといけなかったのが、人参2本、リンゴ1個で作られた生のジュースです。

私が当時の院長リーヒティ・ブラシュ博士（ベンナー博士の姪）に「なぜ人参・リンゴジュースはそんなに体によいのですか？」と尋ねたところ、

「人間の健康に必要なビタミン（約30種）、ミネラル（約100種）をすべて含んでいるから」

という答えが返ってきました。

米国農務省は以前「我々現代文明人は『栄養過剰で栄養不足』の病気にかかっている」

と発表したことがあります。

タンパク質・脂質・糖の三大栄養素を摂りすぎている一方で、それらが体内で利用されるために必要なビタミンやミネラル類は不足しているという意味です。

ビタミン・ミネラルは毎日約130種類の必要十分量を摂取しないと、1種類不足しただけでも図表9にあるような病気になりやすくなります。

1982年には同じくアメリカで「ガンを防ぐにはビタミンA・C・Eをしっかり摂る必要がある。それには人参が一番大切だ」という発表がなされました。

図表9　ビタミン・ミネラルの不足によって起こる症状、病気

ビタミン（油溶性）	A	肌荒れ、視力低下、肺ガン、肝臓ガン
	D	骨・歯の脆弱化、くる病
	E	不妊、老化、動脈硬化
	K	出血
ビタミン（水溶性）	B1	脚気（むくみ、心不全）
	B2	口内炎、肝臓病
	C	免疫力低下、出血
	U	潰瘍
	P	血管の脆弱化（出血）
ミネラル	鉄	貧血
	亜鉛	皮膚病、性力低下
	マグネシウム	精神病、ガン
	カルシウム	骨歯の脆弱化、神経過敏
	カリウム	筋力低下
	コバルト	悪性貧血
	バナジウム	糖尿病

さらに1990年代にはアメリカの国立ガン研究所がガン予防効果の可能性のある約40種類の食物を、重要度の度合いによりピラミッド方式で示しているデザイナー・フーズ・プログラムを発表しましたが、その最上段にはニンニク・キャベツ・生姜・大豆・人参・セロリが入っています。

そんな薬効あらたかな「人参」と、**"An apple a day keeps the doctor away."（1日1個のリンゴは医者を遠ざける）**とイギリスで言われてきた「リンゴ」から作られる人参・リンゴジュースの健康増進・病気治癒効果はすばらしいものがあります。

作り方は簡単です。

①人参2本とリンゴ1個を水で洗う
②皮をむかずにジューサーで生ジュースを作る

これでコップ約2杯半の生ジュースができるので、ぜひ朝食代わりに飲んでみてください。

図表 10　人参・リンゴジュースの作り方

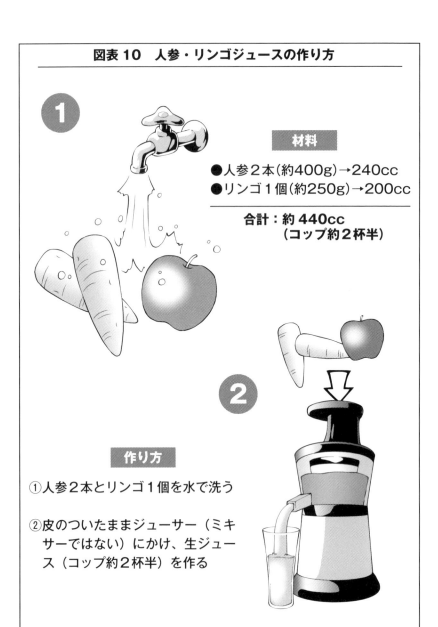

1

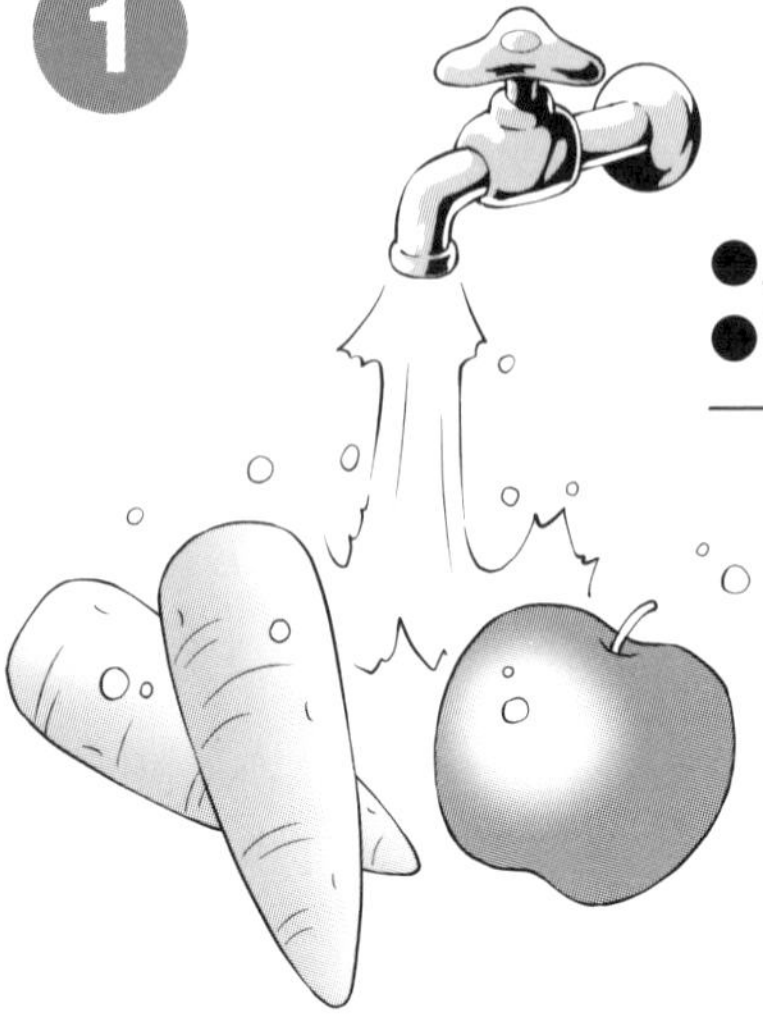

材料

●人参２本（約400g）→240cc
●リンゴ１個（約250g）→200cc

合計：約 440cc
（コップ約２杯半）

2

作り方

①人参２本とリンゴ１個を水で洗う

②皮のついたままジューサー（ミキサーではない）にかけ、生ジュース（コップ約２杯半）を作る

生姜をうまく使って断食の効率アップ

人参・リンゴジュースと合わせてもう1つお勧めしたいのが生姜紅茶です。

こちらも作り方はいたって簡単。生姜をすりおろして（粉末生姜でも可）熱い紅茶に入れ、ハチミツまたは黒糖を加えれば生姜紅茶の完成です。

生姜の薬効の主役はジンゲロン（zingeron）、ギンゲロール（gingerol）、ショウガオール（shogaol）などの辛味成分です。

そして、この他にも全部で約４００種類にも及ぶファイトケミカル（植物性化学物質）の薬理作用と相乗して、次のような効果があります。

①血管を拡張して血行をよくし、体を温める。

②血小板の凝縮力を弱めて、血栓を予防する。

③血圧を下げる。

④脳の血流をよくして、抑うつ気分をとる。
⑤食中毒菌や肺炎球菌を殺す。
⑥白血球の働きをよくして免疫力を高める。
⑦発汗・解熱・去痰《きょたん》・鎮咳《ちんがい》作用を発揮する。
⑧痛みを軽減する。
⑨消化液の分泌をよくして、消化を助ける。
⑩副腎髄質からアドレナリンの分泌を促して気分を高める。
⑪「アポトーシス（ガン細胞の自殺）」を促す。
⑫血中コレステロールを低下させる。
⑬排尿を促し、むくみや水太りを改善する。
⑭糖や脂肪の燃焼を促進する。
⑮めまい・耳鳴り・吐き気に効く。
⑯性能力を増強する。

ちなみに、英語の〝ginger〟には「生姜」や「生姜で味付けする」という意味の他にも、

名詞：元気、刺激、活力、意気、軒昂、気骨、ピリッとしたところ
動詞：活気づける、鼓舞する

という意味があります。

きっとイギリス人も昔から生姜の効能をよく知っていたのでしょう。

また、生姜は我々医師が使う医療用漢方薬約１５０種のうち約70％に含まれていて、

「生姜なしには漢方は成り立たない」

と言われるほどの薬効があります。

生姜にはこれだけすごい力があるわけですから、朝の生姜紅茶だけでなく、昼・夕の味噌汁・納豆・豆腐・煮物・うどん・そばなどにすりおろし生姜を「旨い！」と思える量だけ入れて食べる習慣を作ってみてください。

「断食」に加えてそんな「生姜三昧《ざんまい》の生活」をされると、なお健康によいでしょう。

昼・夕食は何を食べる？

朝食を人参・リンゴジュースや生姜紅茶ですませたら、次は昼食です。

昼食はそば・うどんに七味唐辛子やネギ、すりおろし生姜をふんだんにかけて軽く食べるか、パスタやピザにタバスコをかけて食べるのがよいでしょう。

七味唐辛子やタバスコに含まれるカプサイシン、ネギの硫化アリル、生姜のジンゲロン、ショーガオールは血管を拡張して血流をよくし、体を温めて午後の活動の効率を高めてくれます。なかでも「そば」は８種類の必須アミノ酸を含む優秀なタンパク質、動脈硬化を防ぐ植物性脂肪、エネルギー源となる糖分、ほとんどのミネラル、ビタミンを含む「完全栄養食」なのでとくにお勧めです。

さて、いよいよ夕食ですが、夕食はアルコールを含めて何を食べてもかまいません。

この**朝食抜き断食法**を私は勝手に**「石原式基本食」**と呼んでいます。

私はこれまで上梓した３００冊以上の拙著で例外なくこの石原式基本食を勧めていま

す。そして、それを実践された読者の方から

「半年で体重が15kg減り、ウエストが20cm縮まった」

「血圧・コレステロール値が正常値になった」

「糖尿病がよくなった」

「便秘が治った」

「生理痛や頭痛が軽くなった」

「憂うつな気分がなくなった」

など、数えきれないほどの感謝の手紙をいただきました。

もちろん、さまざまな事情から断食（朝食抜き）を実践するのが難しい方もいらっしゃると思います。そのような方は私の提案通りのやり方をする必要はまったくありません。

ただ、1つだけ覚えておいていただきたいのは、**食事は質よりも量（の少なさ）**だということです。食べる量が少なければ、一般的に「体によくない」と言われている食物でも、胃腸が十二分に消化してくれます。

できた老廃物も肝臓・腎臓・白血球がしっかり解毒してくれます。とにかく無理のない範囲で、ご自身が「調子がよい」と感じられる方法で少食を心がけてください。

空腹感に耐えられなくなったら

もし石原式基本食を実践していて空腹感に耐えられなくなったら、チョコレートや黒糖などをつまむか、黒糖入りの生姜紅茶を飲んでみてください

よく勘違いされがちなのですが、「空腹感」とは胃腸が空になった時の感覚ではありません。血糖値が下がった時に脳の空腹中枢が感じる感覚です。

なので、チョコレート、アメ、黒糖などで血糖値が上がると、すぐに空腹感はなくなります。

断食では「空腹状態をキープする」ことは大切ですが、「空腹感をキープする」ことは重要ではありません。

もっとも、空腹感を味わうことによって断食をしている実感（やりがい）を得られる方もいらっしゃるでしょうから、空腹感とうまく付き合いながら断食（空腹状態をキープ）してみてください。

暴飲暴食をしてしまった時、風邪などのちょっとした病気にかかり体調不良の時、なんとなく気分がすぐれない時、食欲がわかない時などは、断食を試してみる絶好のチャンスです。

まずは**「1食抜いてみる」ことから気軽に断食にチャレンジ**してみてください。もちろんダイエット目的でもかまいません。

きっと予想以上の早さで結果（体調の回復、体重の減少）が得られるかと思います。

朝昼断食に挑戦してみよう

先ほども言った通り、石原式基本食を実践するとほとんどの人が「頗《すこぶ》る」つきの好調になるのですが、万が一、やってみて好調とも感じず、不調を感じるようであれば、すぐに中止して元の食事に戻してください。

反対に「さらに体重を減らしたい」とか「さらに体調をよくしたい」と思われる方は、朝食だけでなく昼食も人参・リンゴジュースか生姜紅茶（どちらを飲んでもＯＫ）に置き換え、夕食だけ食べる「朝昼断食」に挑戦してみてください。

別に「毎日やるんだ！」と心に決めなくてもいいのです。昼間は忙しくて昼食を食べる時間がない時だけやってみる、といった気軽で臨機応変なスタンスでの挑戦でもかまいません。

ただし、それを**継続する場合は、「体調が頗るよいこと」**が**絶対条件**です。

1日断食に挑戦してみよう

第二章でも述べた通り、私は毎週月曜日には、人参・リンゴジュースを朝・昼・夕にコップ3杯ずつ飲み、途中空腹を感じたら黒糖入りの生姜湯を飲むという「1日断食」をここ5〜6年続けています。

また、伊豆の断食施設でも実際にさまざまな方々が体験されているので、その効果と安全性は確実だと自信をもって言えるのですが、読者のみなさんはいきなり「1日断食(ジュース断食)」をするのではなく、まずは「石原式基本食（朝だけ断食)」から始めてみてください。

石原式基本食を1〜2週間続けて体調がよいことを確認し、それに慣れてきたら週1〜2回だけ「朝昼断食」をする。その生活を2〜3週間ほど続けて、体調がよいことを確認してからいよいよ「1日断食」へ、というステップで実践していくのが理想です。

1日断食は、たとえばこんなメニューで行います。

朝　：人参・リンゴジュースをコップ2・5杯（生姜紅茶をコップ1杯加えても可）
↓
10時：生姜紅茶をコップ1～2杯
↓
昼　：人参・リンゴジュースをコップ2・5杯（生姜紅茶をコップ1杯加えても可）
↓
15時：生姜紅茶をコップ1～2杯
↓
夕　：人参・リンゴジュースをコップ2・5杯（生姜紅茶をコップ1杯加えても可）

通常はあり得ないと思いますが、1日断食の途中でめまい・ふらつき・倦怠《けんたい》感などの低血糖症状が出た時には、生姜紅茶（黒糖またはハチミツ入り）を飲むか、黒アメを食べてください。

また、喉が渇いたらそのつど、お茶、生姜紅茶、ハーブティなどで水分補給してください。

断食明けの食物には注意する

数日～1週間の断食後にいきなり普通食を食べると、嘔吐や下痢など名状しがたい不快感に見舞われます。そのため玄米の重湯《おもゆ》（これにプラス梅干し・味噌汁の汁のみ・しらすおろし）を朝夕の2回、翌日が玄米のお粥《かゆ》（これにプラス梅干し、味噌汁、しらすおろし、納豆）を朝夕2回……というふうに徐々に普通食に戻していきます。

これを「補食」と言います。断食明けはこの補食に何を選ぶかが重要です。

1日断食後の翌朝の朝食（補食）は、

- **玄米または白米のお粥：茶碗7～8分目**
- **梅干し：1～2個**
- **しらすおろし：1杯**
- **味噌汁（具は豆腐とワカメ）：1杯**

をよく噛んで食べるようにしてください。これはあくまでもメニューの一例なので、この通りの食事内容でなくてもいいのですが、食事の質・量はこれを参考にしてください。そして、その日の昼食・夕食は腹七、八分目に軽くすませ、なるべく脂っこいものは避けましょう。

こう聞くとなんとなく物足りないように思えるかもしれませんが、1日断食明けの食事（補食）の美味しさは、経験しなければわからない、名状しがたいものがあります。

どんな高級料理と比べてもご飯、味噌汁、しらすおろしなどの粗食を感動的に美味しく味わえることでしょう。

まさに**「空腹は最高のスパイス」**です。

そして、その美味しさを感じた時こそ、いかに日頃食べすぎていたか、食物への感謝が足りなかったかを悟ることになるのです。

ちなみに、ここで紹介した「1食～1日断食」を行っている場合でも、常用薬については普通に服用してもらってかまいません。

ただし、空腹時に経口糖尿病薬やインスリンを服用・注射するのは、低血糖症状を起こす可能性があるので危険です。それらを使用している方は、そもそも断食を行える状況かどうか、主治医とよく相談してください。

第四章

より健康になるためのヒント

メニューは和食を中心に

この章では断食と一緒に実行すればさらなる健康向上につながるような取り組みを紹介していきたいと思います。

もちろん、これらを単独で実行してもらってもかまいません。

さまざまな理由により、断食にチャレンジするのは難しいという方もいらっしゃるでしょうから、そのような方はこの章で紹介する内容だけでも生活に取り入れてみてください。

さて、最初にお勧めしたいのは、「和食」です。

第一章でも紹介しましたが、アメリカ上院で1977年に発表された「ダイエタリー・ゴールズ（dietary goals）」の中でも、**「和食こそ世界一の健康食」**と太鼓判を押してもらっているのですから、和食中心の食生活は健康にいいものです。とくに50歳以上の方には強くお勧めします。

洋食と和食の違いは、

洋食＝肉＋葉菜（サラダ）
和食＝魚・魚介類（エビ・カニ・イカ・タコ・貝など）＋根菜の煮物・つけ物

という特徴にあると思います。

和食が「世界一の健康食」たるゆえんはこの海産物と根菜の健康効果にあります。

〈海産物の健康効果〉

30億年前に生命が誕生した所は「海」です。「生命を生み出した」という意味で「海（うみ）」といいます。

なので、魚・魚介類・海藻などの健康への効能は、絶大なものがあります。

―魚の効能―

魚に含まれる脂（EPA、DHA）には、

①血管を拡張して血圧を下げる。
②血小板の凝集《ぎょうしゅう》を抑制して血栓症（心筋梗塞や脳梗塞）を防ぐ。
③血中の中性脂肪を低下させる。

④善玉HDLコレステロールを増加させる。
⑤悪玉LDLコレステロールを低下させる。

などの効能が知られています。

魚は、刺身で食べても、煮たり焼いたりして食べても効能は変わりません。

―魚介類の効能―

「魚介類（エビ・カニ・イカ・タコ・貝・牡蠣など）は高コレステロール食物」という従来の考えは、1977（昭和52）年、当時の大阪大内科の山村雄一教授（後に総長）によって否定されました。

従来の「比色法」という分析法からより鋭敏な「酵素法」に変えて測定したら、コレステロール含量が非常に少なかったことが判明したのです。

その上、魚介類に多く含まれる含硫アミノ酸の「タウリン」には、

①胆石を溶解する。
②肝臓の解毒性を強化させる。
③血液中のコレステロールを減少させる。

④強心作用を発揮する。
⑤不整脈を改善する。
⑥血圧を下げる。
⑦筋肉疲労をとる。
⑧アルコールの害を防ぐ。
⑨精力を強くする。
⑩インスリンの分泌を促し、糖尿病を防ぐ。
⑪視力を回復させる。

などの作用があることが明らかにされています。

〈根菜の健康効果〉

人間は、50歳をすぎる頃から、尻の筋肉は削げ落ち、太腿は細くなり、なんとなく下半身が寂しくなってくるものです。

この頃から、腰や膝の痛み、(夜間) 頻尿、下肢のむくみ、こむら返り、インポテンツ等々、老化の症状が顕在化してきます。「老化は足(脚)からくる」と言われるゆえんです。

ところで、西洋医学の医師の先生には荒唐無稽《こうとうむけい》に思えるかもしれませんが、漢方医学には「相似の論」というのがあります。

これは、

「似たような形のものは似たような働きがある」

というもので、「飛行機は鳥に、船は魚に似せて作ってある」と言えばわかりやすいでしょう。

それを踏まえると、「人間の下半身」は「植物の根」に「相似」します。

なので、衰えていく下半身を強化して若さを守るには、ゴボウ・人参・レンコン・ネギ、玉ネギ・山芋などの根菜を毎日しっかり食べるべきなのです。

日本には **「ゴボウ5時間、人参2時間、山芋たちまち」**

という俗言があります。

これは下半身に存在する「3本目の脚」である陰茎（ペニス）が根菜類を食べることで元気になる、という意味です。

オリーブ油を多めに摂る生活を

「地中海食」と呼ばれるものをご存じでしょうか？

和食とともに**「健康長寿食」として医学的に証明されているのが地中海食**です。

地中海食には、
①牛・豚の肉は少なめ。
②魚、魚介類（エビ、カニ、イカ、タコ、貝など）も大いに利用される。
③野菜、果物が豊富。
④オリーブ油がふんだんに使われる。
という特徴があります。

地中海の島々には、１００歳以上の長寿者がたくさんいらっしゃいます。

その方々に「長寿の秘訣は？」と尋ねると、異口同音に**「オリーブ油」**という答が返ってきます。

それもそのはず。

オリーブ油は万病・老化の最大要因といわれる活性酸素を除去して、動脈硬化を防ぎ、病気や老化を防ぐ強力な力を持っています。

なので、日本のみなさんも日常生活でオリーブ油を多く摂る食習慣を作ってみてください。

オリーブ油を入れた皿に自然塩をふりかけ、そこにパンを浸して食べたり、和食を食べる時でも、サラダやみそ汁にオリーブ油をたらしたりされるとよいでしょう。

漢方薬を生活に取り入れる

私は、漢方薬だけを処方する自由診療のクリニックを30年以上経営しているので、一般の医師よりは漢方に詳しいと自負しています。

処方する漢方薬は、稀にしか使わないものも含めると、１００種以上になりますが、ここでは、日常、最も使われる漢方薬をいくつか紹介してみましょう。

●八味地黄丸《はちみじおうがん》

８つの生薬《しょうやく》からなり、そのうち5つまでが山芋をはじめ「根」の生薬です。よって「下肢、腰の冷え、痛み、しびれ、むくみ、頻尿・こむら返り・インポテンツ」などの下半身の衰えからくる老化の症状に著しい効果を発揮します。

足腰が弱ると、それに比例して目や耳も弱くなるので、八味地黄丸は、疲れ目・カスミ目・老眼・白内障・耳鳴り・難聴にもよく効きます。

●葛根湯

葛《くず》の根・麻黄《まおう》・生姜・大棗《たいそう》（ナツメ）・桂枝（ニッキ）など、体を温める生薬からなり、風邪の特効薬としてもよく使われます。

風邪かなと思ったら、時間（食事）を問わず、熱いお茶・紅茶・白湯などに混ぜて葛根湯を服用すると、スーッと風邪の諸症状（喉痛・咳・鼻水）が抜けていきます。

また、風邪だけではなく、肩こり・頭痛・重い気分の他、下痢や便秘にも奏効します。どんな症状にも葛根湯を処方したという江戸時代の医者は、落語の中で「葛根湯医者」としてヤブ医者のように揶揄《やゆ》されていますが、体を温めると大体の病気が改善することを知っていたのですから名医だったのかもしれません。

●小青竜湯《しょうせいりゅうとう》

葛根湯をベースにして、利水（尿）作用のある五味子《ごみし》・細辛《さいしん》・半夏《はんげ》などの生薬が配されています。

よって、水分過剰で起こるくしゃみ・鼻水・喘息・流涙（結膜炎）などのアレルギー性疾患によく効きます。

●五苓散《ごれいさん》

5つの生薬からなり、そのうち4つ（白朮《びゃくじゅつ》・茯苓《ぶくりょう》・猪苓《ちょれい》・沢瀉《たくしゃ》）が尿の出をよくする利尿剤です。

よって、体内の水分過剰（水毒）からくる下痢・むくみ・嘔吐・頭痛・二日酔い・メニエール症候群によく効きます。

アルコールを多飲しそうな時は、飲む前に1袋、飲んでいる途中に1袋、飲んだ後1袋服用すると、二日酔いを免れることができるはずです。

●当帰芍薬散《とうきしゃくやくさん》、桂枝茯苓丸《けいしぶくりょうがん》、加味逍遙散《かみしょうようさん》

冷え性・肩こり・頭痛・生理不順・不妊・更年期障害などの婦人特有の諸症状でお悩みの方には、次の基準を参考にしてご自身に合ったものを試されるとよく効きます。

・当帰芍薬散…色白・ポッチャリ型で体力のない婦人
・桂枝茯苓丸…体力が中程度の婦人（冷え性、のぼせや皮下出血、子宮出血がある）
・加味逍遙散…不安感・不眠・動悸などの精神不調をともなう上記症状の婦人

●**防風通聖散《ぼうふうつうしょうさん》、防已黄耆湯《ぼういおうきとう》**

肥満の方によく処方される漢方です。

・防風通聖散…便秘ぎみ・固《かた》太り・太鼓腹・血圧高めの人の肥満

・防已黄耆湯…色白・水太り、汗が多く、関節痛などを訴える体力のない人の肥満

●**芍薬甘草湯《しゃくやくかんぞうとう》**

芍薬の根と甘草の根の2種類から作られており、「こむら返り」に神効を発揮します。

その他、腹痛や筋肉痛にもよく効きます。

●**桂枝加芍薬湯《けいしかしゃくやくとう》**

桂枝（ニッキ）芍薬（の根）・大棗（ナツメ）・生姜よりなります。

お腹を温め、

①腹満、腹痛

②便秘

③下痢

④しぶり腹（便がスッキリ出ない）

によく効きます。

腹痛の時、2袋を一度に服用するとピタリと治まることが多いものです。

●補《ほ》中《ちゅう》益《えっ》気《き》湯《とう》

生姜・朝鮮人参・大棗・陳皮《ちんぴ》などを含み、文字通り「中＝胃腸」の働きをよくして、食欲・気力（体力・免疫力）を益します。

病後、虚弱体質、抗ガン剤治療のガン患者の食欲、体力、気力を増強してくれます。

●苓《りょう》桂《けい》朮《じゅつ》甘《かん》湯《とう》

利尿作用のある白朮・茯苓、血と気の流れをよくする桂枝（ニッキ）が主成分で、私のクリニックで一番多く処方されています。

水毒と冷えからくる肩こり・頭痛・めまい・耳なり・フワッとした感じ・不安感・不眠・動悸・吐き気などの症状によく効きます。一般の西洋医学では心療内科や神経科で診ることが多いようです。

●半夏厚朴湯《はんげこうぼくとう》

シソの葉・生姜を主成分とする漢方薬で、喉の違和感（つかえ・咳払い）がある人の

①神経症、ノイローゼ、不眠、うつ、自律神経失調

②神経性胃炎

③声え枯

④風邪の後の治りにくい咳

によく効きます。

●大黄甘草湯《だいおうかんぞうとう》

タデ科植物の大黄の根茎と甘草よりなる一番ポピュラーな便秘薬です。

体質によらず、万人の便秘に奏効します。

副交感神経を優位に働かせる

心臓・血管・胃腸・肺・肝臓・内分泌臓器などの内臓の器官は我々の意志とは関係なく、自律神経の働きにより調節されています。

自律神経は、交感神経と副交感神経より成り立っており、

・交感神経……脊髄の胸腰部側角に中枢がある。
・副交感神経…脳神経の一部に含まれている。

それぞれ皮膚・血管・内臓に分布します。

交感神経は「昼の、緊張の、活動の、戦いの」神経と言われ、副交感神経は「夜の、リラックスの、休息の」神経と言われています。

あたかも、馬の手綱《たづな》のごとく、お互いに拮抗、または協調して臓器をコントロールしています。

次ページの図表11のように、活動時には交感神経が優位に働きます。

リラックスしている時には副交感神経が優位に働いて、飲食物を胃腸で消化・吸収したり、排便や排尿などの排泄現象が活発になったりします。
また、リンパ球も増加して免疫力も旺盛になります。

図表 11　自律神経の働き

		交感神経（昼の、緊張の）	副交感神経（夜の、リラックスの）
心臓		促進	抑制
脈拍		増加	減少
血圧		上昇	下降
気管支		弛緩	収縮
胃・腸・大腸		運動抑制	運動促進
子宮		収縮	弛緩
血管		収縮	弛緩
汗腺		冷や汗	普通の汗（運動、入浴時）
白血球	顆粒球	増加	減少
	リンパ球	減少（免疫力低下）	増加（免疫力促進）

副交感神経を働かせるには、ひと言で言うと「やってみて気持ちよい」ことを続けることです。

①ゆっくり歩く。
②ぬるめの湯で入浴する。
③趣味（カラオケ、書、絵画……）に打ち込む。
④友人、家族と談笑する。

などが効果的です。その他には、

⑤食べる

「ストレス時のヤケ食い」というのがありますが、ストレスで交感神経が過剰に働いているため、物を食べて胃腸が働くと副交感神経が働き出し、リラックスしてきます。

⑥呼気を長くする呼吸法

通常、1回の呼吸は約4秒で行われますが、吸気時には交感神経が、また呼気時には副交感神経が優位に働きます。

よって、アーユルヴェーダやヨガなどの伝統的な「健康を増進する呼吸法」は、

吹く息を6〜7秒

吸う息を3〜4秒

にすることが原則なのです。

ストレスがかかった時、あるいは脈が速くなったり血圧が上昇した時に、「6〜7秒吐いて3〜4秒で吸う」呼吸法を続けると必ず改善します。

十分な睡眠をとる

一番健康的な睡眠時間は7時間というのが、現在の医学的見解です。

睡眠中は交感神経の緊張がとれ、副交感神経がよく働き、心身共にリラックスします。すると、ガン細胞やウイルスをやっつけるＮＫ細胞やＴ細胞（リンパ球）の働きが活性化され、免疫力が高まります。

風邪を引いたり、発熱したりすると眠くなるものですが、これも免疫力を高めようとする体のメカニズムなのでしょう。

ウイルスや細菌などの病原体が体内に侵入してくると、白血球を活性化するＴＮＦというサイトカインがマクロファージから分泌されます。

このＴＮＦには、睡眠を促す作用があります。眠らせることにより、免疫力を高めようとする体の反応と考えられます。

「不眠症の人は、風邪を引きやすい」など、免疫力の低下の症状を訴えるのは、むべなるかなです。

うまく眠れなかったり、睡眠の質が悪いと感じたりする方は次の熟眠のコツを試してみてください。

①早寝早起きをする。
12時以降の就寝は眠りを浅くするのでＮＧです。

②１日10分でも陽の光を浴びる。
脳の中で睡眠ホルモン＝メラトニンの合成が促されるのでよく眠れるようになります。

③ぬるめの湯で入浴する。
ぬるめの湯での入浴は副交感神経の働きをよくするので、リラックスできます。

眠りに落ちる時は体温の低下が起こります。よって、就寝1～2時間前に入浴して体温を上げておくと、就寝後の体温低下がスムーズになって安眠しやすくなります。

④運動する。

とくに午後から夕方にかけてウォーキングその他の筋肉運動をすると適度に疲れて、眠りやすくなります。

⑤頭寒足熱《ずかんそくねつ》を心がける。

頭に血が昇った状態では眠れないので、夏は冷却枕や小豆やそばがら入りの枕を使うといいでしょう。冬は湯タンポが、最上の安眠薬です。

下半身を優先的に鍛える

健康な生活には、やはり運動は欠かせません。

デンマークのコペンハーゲン大学のペデルセン教授は、筋肉を動かすと「マイオカイン(myokine)」というホルモンが分泌され、その「マイオカイン」には、次のような作用があることを明らかにしました。

①血糖を下げる。
②コレステロール、中性脂肪を下げる。
③心臓を強くする。
④うつや自律神経失調を防ぐ。
⑤ガン細胞の増殖を抑える。

とはいえ、家事や仕事などで忙しく、なかなかしっかりと運動する時間がとれないという方も多いと思います。

そういう方にとくにお勧めしているのは、下半身を優先的に鍛えることです。

体重の約40％が筋肉で、その約70％が下半身に存在するので、下半身の筋肉を優先的に鍛えれば運動効率が上がります。

具体的には、

（1）ウォーキング

（2）スクワット

（3）もも上げ運動

（4）貧乏ゆすり（3分で20分歩くのと同じ効果がある）

などの「運動」は、お金も時間もかけず、いつでもどこでもできるのでお勧めです。

先ほども述べた通り、「老化は足（脚）から」やってくるので、下半身の筋肉運動は老化の防止にもつながります。

もちろん、余裕のある方はぜひ上半身も腕立て伏せをするなどして鍛えてください。

もも上げ

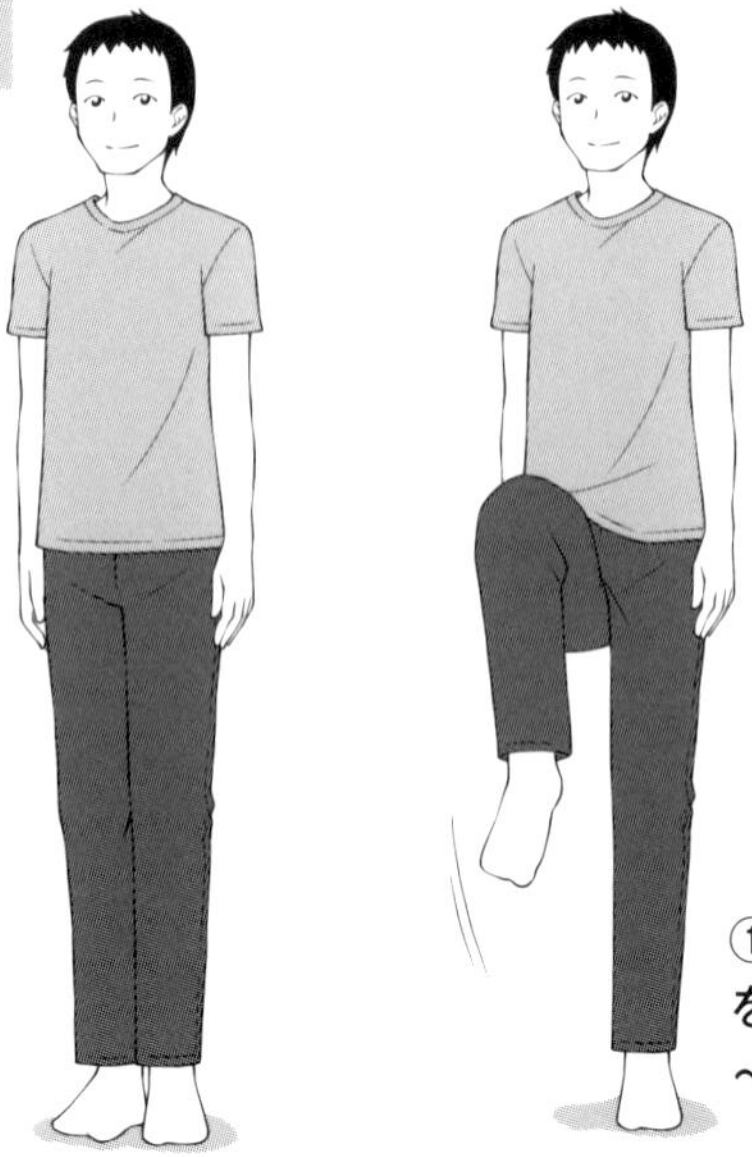
①足を揃えて
まっすぐ立つ
背筋を伸ばし、
前のめりに
ならないよう
意識する
②片方ずつ
太ももを上げる
①～②を 10 回行うの
を 1 セットとして、5
～ 10 セット繰り返す

ウォーキング

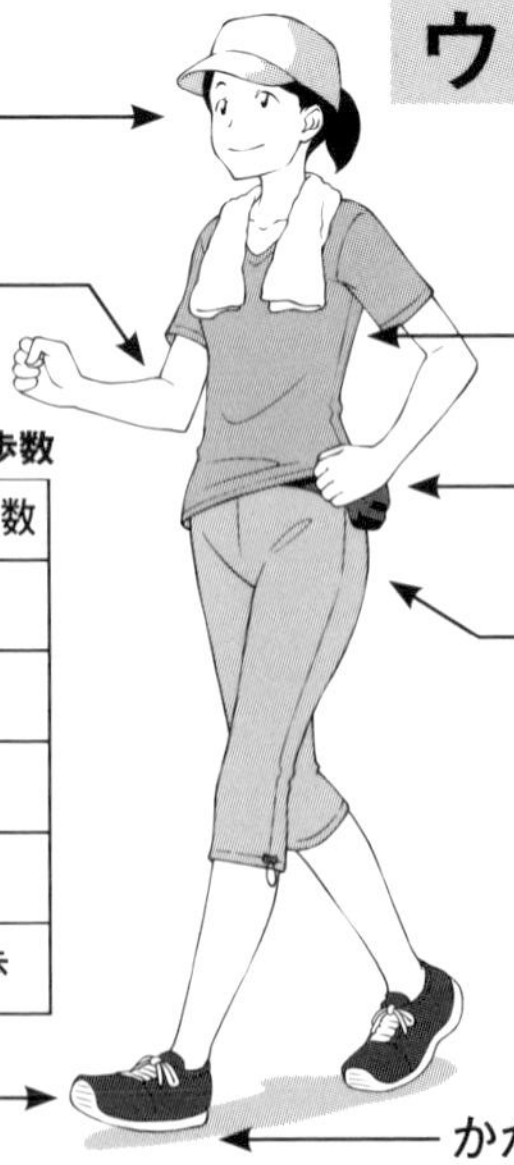
目線はまっすぐ前
肘を軽く曲げる
背筋を伸ばす
手を軽く握る
お尻を引き締める
つま先は進行方向に向ける
かかとから着地する

ウォーキングの年代別歩行速度と目標歩数

年齢	歩行速度 （1分間に歩く距離）	1日の目標歩数
70歳代	60m	6000歩
60歳代	70m	7000歩
50歳代	75m	8000歩
40歳代	80m	9000歩
30歳代	85m	10000歩

スクワット

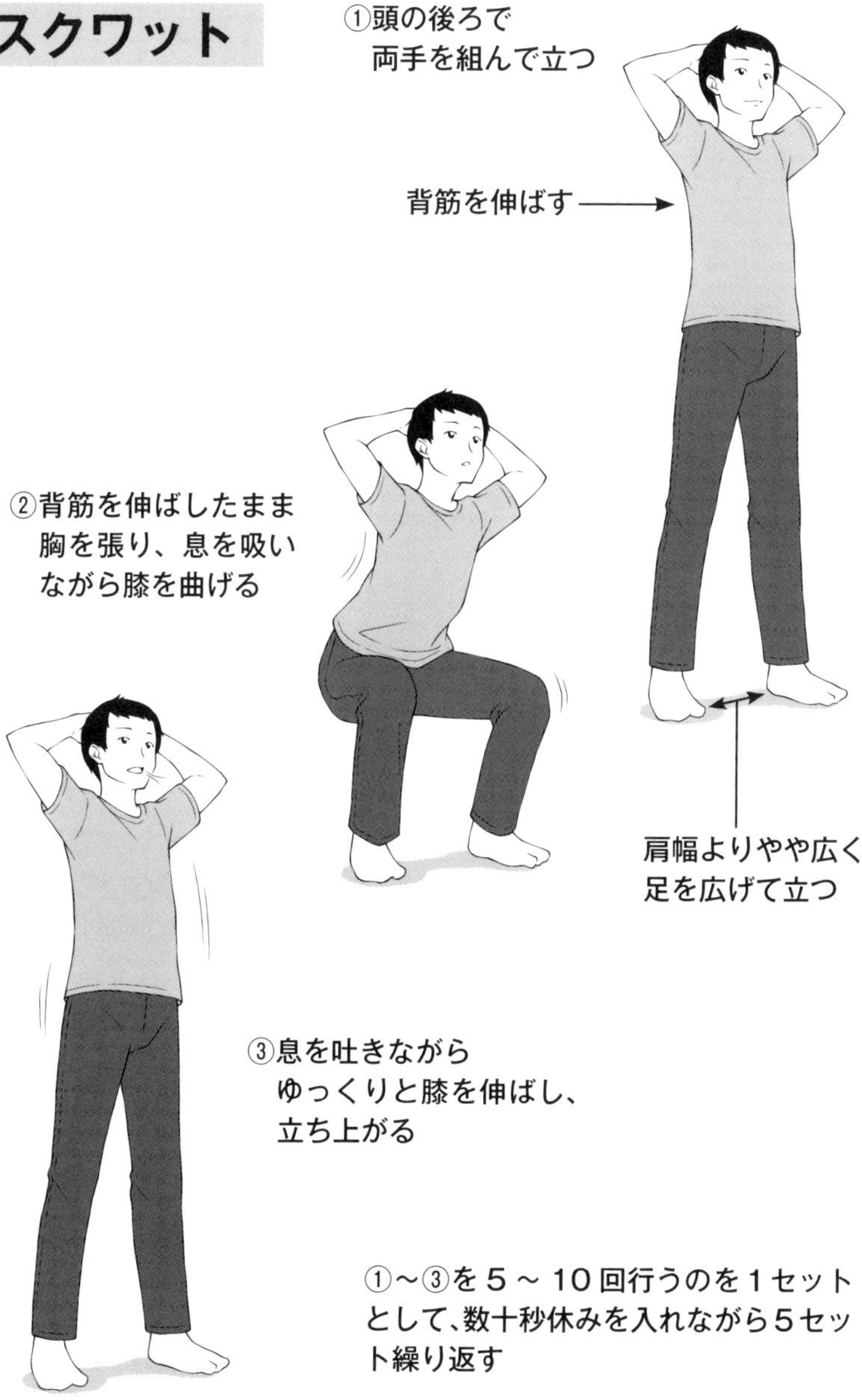
①頭の後ろで
両手を組んで立つ
背筋を伸ばす
肩幅よりやや広く
足を広げて立つ
②背筋を伸ばしたまま
胸を張り、息を吸い
ながら膝を曲げる
③息を吐きながら
ゆっくりと膝を伸ばし、
立ち上がる

①～③を５～10回行うのを１セット
として、数十秒休みを入れながら５セッ
ト繰り返す

アルコールとの付き合い方

日本には「酒は百薬の長」、イギリスには"Wine is old man's milk"（ワインは老人のミルクである）と言う金言があります。

日本人の場合、1日の酒量は、日本酒で2合（ビール中びん2本、ウイスキーをダブルで2～3杯、ワイン・グラス2杯、焼酎湯〈水〉割り3～4杯）ぐらいが適酒とされています。

適酒を励行することにより、次のような効能が期待されます。

（1）動脈硬化を防ぐ。

動脈硬化を防ぐ善玉（ＨＤＬ）コレステロールの肝臓での産生が増加します。

（2）血液がサラサラになる。

血管内皮細胞から、血栓溶解酵素のウロキナーゼの合成が増加して血液がサラサラになります（ウイスキー＞ビール＞ワイン＞日本酒＞焼酎の順で、合成力が強いとのことです）。

（3）心筋梗塞を防ぐ。

赤ワインの中の赤い色素（レスベラトロール）が、心筋梗塞を防ぐ働きをします。ドイツ人とフランス人の年間動物性脂肪の摂取量はほぼ同量なのに、心筋梗塞の罹患率がフランス人はドイツ人の4分の1であるのは、赤ワインのレスベラトロールの効能と言われています。

（4）サーチュイン（長寿）遺伝子を活性化させる。

赤ワインに含まれるレスベラトロールが、断食により活性化するサーチュイン（長寿）遺伝子を活性化します。

さらに、その他にも、

（5）ストレスの発散。

(6) ガン抑制効果。

(7) 糖尿病のコントロールをよくする。

(8) 脳を活性化し、アルツハイマー病を防ぐ。

などの効能が明らかになっています。

ただし、日本酒3合以上の飲みすぎは、こうした効能がなくなる上に、肝臓・すい臓・胃などの病気、高血圧などの原因になります。

「一杯は人、酒を飲み、二杯は酒、酒を飲む。三杯は酒、人を飲む」という諺《ことわざ》がありますが、まさに至言です。

このようにアルコールは「適酒」であれば種々の効能がありますが、本格的な断食中の人の飲酒は御法度《ごはっと》です。

「朝食抜き断食（石原式基本食）」での「2食抜き断食」の時の飲酒はOKですが、「1日断食」の時は禁酒にすべきです。

体を温める

腸炎・胆のう炎などの炎症疾患はもちろん、ガン・膠原病《こうげんびょう》・心臓疾患・腸疾患などの病気が、ある程度のところまで悪化してくると、必ず「食欲不振」と「発熱」が出現します。犬や猫などの動物は病気になったり怪我をしたりすると、「食べない」（その時は熱も出ている）で病気を治します。

「断食」と「発熱」の2つは、人間をはじめとする動物に神様が与えてくれている「究極の治癒反応」だと言っても過言ではありません。

「断食」については、詳しく述べてきましたので、ここでは「熱」（体を温める行為）について述べてみましょう。

我々は、胸が痛い時には胸に、腹が痛い時には腹に手の平を当てる仕草を無意識のうちにするものです。

これが治療を意味する「手当て」の語源になりました。

患部を温めて血流をよくして、病気・症状をよくしようとする仕草なのです。

なにしろ病気は血流の悪い所、冷えた所に起こりやすいのですから。

体温が1℃上昇すると、免疫力は一時的に5～6倍になるといいます。白血球の動きと働きが強くなるからです。

私は、大学院時代の4年間、ほぼ毎日、白血球がバイ菌や老廃物を貪食する能力の強・弱を顕微鏡でのぞいて過ごしました。

確かに断食中や入浴後、運動後に採血して白血球の貪食能をチェックすると、格段に強化されていました。体温が1℃上昇した時に5～6倍になる、というところまでは究明できませんでしたが……。

体を温めると「HSP」が体内に合成されるので免疫力が上がります。

HSPとは「ヒート・ショック・プロテイン（Heat Shock Protein）」の略です。

1962年にイタリアの研究者によってショウジョウバエを高温で飼育すると、ショウジョウバエの体内にある種のタンパク質が増加することが発見されました。

そのタンパク質がHSPです。

熱（Heat）というショック（Shock）を受けて細胞内で作られるタンパク質（Protein）

という意味でＨＳＰと命名されました。

ＨＳＰは、発熱によって細胞内で作られますが、入浴や筋肉トレーニングなどで体温が上昇しても増加してきます。

ＨＳＰ研究の第一人者で、一般社団法人ＨＳＰプロジェクト研究所所長の伊藤要子博士と数年前に対談させてもらった折、ＨＳＰの働きについて種々ご教授を受けました。

伊藤博士は、ＨＳＰには次のような効能があると言っておられます。

①ＮＫ細胞の活性を高めて免疫力を上げる。
②β－エンドルフィンの分泌を促して、気分をよくする。
③傷の治りを促す。
④食中毒を防ぐ。
⑤放射線の害を防ぐ。
⑥筋肉疲労や筋肉痛、筋委縮を防ぐ。
⑦腎機能低下を防ぐ。
⑧血糖を低くする。

⑨ガン末期の痛みを軽減する。
⑩ヘルペス（帯状疱《ほう》疹）の痛みを軽減する。
⑪ストレスに強くなる。
⑫手術の成功率を上げる。
⑬スポーツ競技の成績を向上させる。
⑭不登校の子供の登校意欲を高める。

そこで、健康の増進、病気の治癒をはかるには、入浴・サウナ・温泉などで、体全体を温めたり、患部（肝臓病ならば右上腹部、婦人病〈子宮・卵巣〉の場合は下腹部、肺の病気は胸部と背中上部）を生姜湿布などで温めたりすることをお勧めします。

ちなみに、断食すると「食べないから、体温が低くなる」と思われがちですが、実は体温は上昇します。

鶏や小鳥が卵を抱く時は、1日に1〜2回、巣から短時間出て行って少量の餌をついばみ、すぐ巣に戻ります。

卵は熱で孵《かえ》るのですから、食べて産熱が多くなるのなら、親鳥はもっとたくさん食べるはずです。

しかし、食べた物を熱に変えるより、体内の脂肪や老廃物を利用して熱に変えたほうが、効率がいいわけです。

同様の理由で、断食中は体内の余分な脂肪や老廃物が燃焼して体温が上がり、普段よりも自然治癒力が高まるのです。

毎日よく笑う

笑うと脳から快感ホルモンのβ－エンドルフィンが分泌され、うつ気分を追い払い、幸せな気分にさせます。

また、間脳から免疫活性ホルモンが分泌され、体内に1億個以上存在するＮＫ細胞の活性を促し、免疫力を高めます。

よく笑う人は、動脈硬化を防ぐＨＤＬコレステロールの産生が増加し、血管内皮細胞からは血栓を防ぐ酵素（ウロキナーゼ）の産生が多いこともわかっています。

哄笑（大いに笑う）すると、1分間の呼吸量を最大で4倍にも増加させ、吐く息により肺から血液中の揮発性の老廃物の排泄を促し、血液が浄化されます。

また、横隔膜の運動促進→腹部内臓の血行促進により、内臓の強化にも役立ちます。

こうした「笑い」と「免疫力」についての研究が始まったのは、1960年代に膠原病病（自己免疫疾患）で苦しんでいたアメリカ人ジャーナリストのノーマン・カズンズ氏が、喜劇映画や漫画を見て笑うと、不思議と関節の痛みなどの不快症状がとれ、遂には難病の膠原病が治ったというエピソードなどがきっかけです。

まさに「笑う門《かど》には福来たる」なのです。

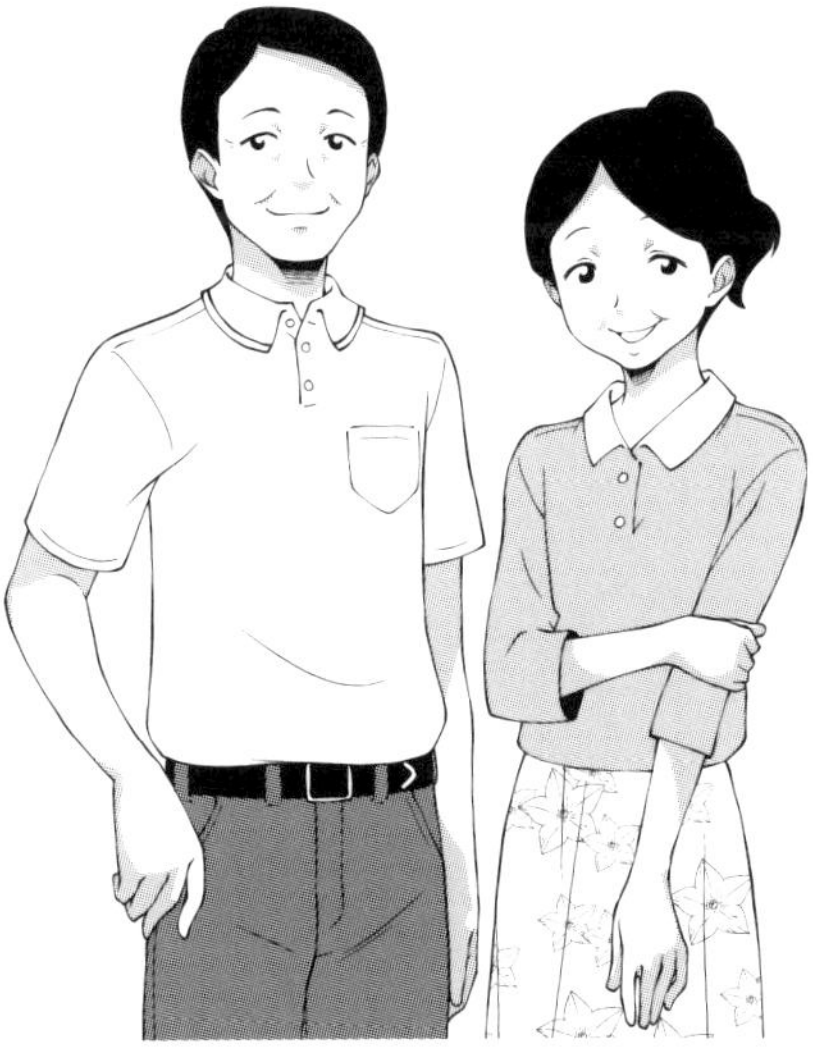

医学博士　石原結實（いしはら ゆうみ）

1948年、長崎市生まれ。長崎大学医学部を卒業して、血液内科を専攻。のちに同大学院博士課程で「白血球の働きと食物・運動の関係」について研究し、医学博士の学位を取得。スイスの自然療法病院、B・ベンナークリニックやモスクワの断食療法病院でガンをはじめとする種々の病気、自然療法を勉強。コーカサス地方の長寿村にも長寿食の研究に5回赴く（ジョージア共和国科学アカデミー長寿医学会名誉会員）。テレビ、ラジオなどの出演や全国講演でも活躍中。著書は、『「食べない」健康法』(PHP研究所)、『「体を温める」と病気は必ず治る』(三笠書房)、『水の飲みすぎが病気をつくる』(ビジネス社)、『50歳からの病気にならない食べ方・生き方』(海竜社)など300冊以上にのぼる。米国、ロシア、フランス、中国、台湾、韓国、タイなどで合計100冊以上が翻訳出版されている。先祖は代々、種子島の御殿医。

やせる、若返《わかがえ》る、病気《びょうき》にならない
ちょい空腹《くうふく》がもたらす　すごい力《ちから》

2019年11月10日　初版発行

発行者　横内正昭
編集人　岩尾雅彦
発行所　株式会社 ワニブックス

装　丁　木村慎二郎
構　成　吉田渉吾
校　正　大熊真一（編集室 ロスタイム）
編　集　川本悟史（ワニブックス）

〒150-8482
東京都渋谷区恵比寿4-4-9 えびす大黒ビル
電話　03-5449-2711（代表）
　　　03-5449-2716（編集部）
ワニブックスHP　http://www.wani.co.jp/
WANI BOOKOUT　http://www.wanibookout.com/

印刷所　株式会社 光邦
DTP　アクアスピリット
製本所　ナショナル製本

ISBN 978-4-8470-9852-9